黄 煌 ◎ 编著

黄煌

经方使用手册

第3版

中国中医药出版社

· 北京 ·

图书在版编目（CIP）数据

黄煌经方使用手册 / 黄煌编著 . —3 版 . —北京：
中国中医药出版社，2018.5（2018.12重印）
ISBN 978-7-5132-4606-4

Ⅰ.①黄… Ⅱ.①黄… Ⅲ.①经方—临床应用—手册
Ⅳ.① R289.2-62

中国版本图书馆 CIP 数据核字（2017）第 286069 号

中国中医药出版社出版

北京市朝阳区北三环东路 28 号易亨大厦 16 层
邮政编码　100013
传真　010-64405750
三河市同力彩印有限公司印刷
各地新华书店经销

开本 787×1092　1/32　印张 8.5　字数 154 千字
2018 年 5 月第 3 版　2018 年 12 月第 3 次印刷
书号　ISBN 978 - 7 - 5132 - 4606 - 4

定价　45.00 元
网址　www.cptcm.com

社 长 热 线　010-64405720
购 书 热 线　010-89535836
维 权 打 假　010-64405753

微信服务号　zgzyycbs
微商城网址　https://kdt.im/LIdUGr
官 方 微 博　http://e.weibo.com/cptcm
天猫旗舰店网址　https://zgzyycbs.tmall.com

经方医学　大道至简

编写说明

经方是经典方的简称，也是历代相传经验方的简称。经方是中华民族几千年应用天然药物的经验结晶，是中医的临床规范。古往今来，名医无不研究经典，擅用经方者无不成为临床高手，但经方的应用绝非易事。方证简略不详，现代应用范围不明，影响了经方的普及与推广。20多年来，本人专注于经方现代应用实践，积累了一些经验，这本小册子就是本人常用的经方使用常规。

本手册收集的处方以汉代医学典籍《伤寒论》《金匮要略》的经典方为主，少数后世的经验方因配伍严谨，疗效确切，且沿用日久，本人也经常使用，故一并收录其中。10余首本人的经验方其实是经方的合方或加减方，应用上虽有比较明确的范围，但不可与经方同列，附录最后。

使用经方，首先要熟悉【经典配方】和【经典方证】。这些记载在《伤寒论》《金匮要略》中的配方来源于先人千万年来上亿人的亲身尝试，配方用什么药物，每味药物用量多少，如何煎煮加工，如何服用，服后将有何反应等等，古人都有严格的规定。而且经方有方必有方证，这些经典方证是安全有效使用本方的目标，虽然经典原文的叙述比较简略，但真实质朴，是我们学习应用经方必须遵循的规范。

其次，为了帮助读者应用经方，【推荐处方】将经典配方的用量做了换算。如为《伤寒论》《金匮要略》方，其用量原则是按经典配方一两等于5g换算，并结合目前临床实际推荐；少数后世方则根据临床习惯用量推荐。【推荐处方】中的用量通常是成人一日量，老人一般为成人量的2/3，3～6岁小儿为成人量的1/3，6～12岁为成人量的1/2。由于用量问题非常复杂，涉及患者年龄、体质、气候、地域、疾病，以及药材质量及加工、药物的配伍及剂型、服药方法等诸多因素，故本手册的推荐处方用量只能供临床参考，应用时需酌情处理。使用某些含有附子、麻黄、细辛、大黄、芒硝等作用较强药物的经方更应谨慎，斟酌其用量。

第三，本手册的【方证提要】【适用人群】【适用病症】【加减与合方】等内容，都是对经方现代应用所做的通俗表述。【方证提要】是《伤寒论》《金匮要略》原文的归纳，并结合后世应用经验的补充，力求简洁、醒目、易记。【适用人群】和【适用病症】是经典方证的现代表述。【适用人群】描述了该方适用人群在体型体貌、心理行为、发病趋向，以及脉、腹、舌等方面的特征，具有望闻问切的传统诊疗特色；【适用人群】的内容是安全使用本方的重要参照，特别是在慢性病应用本方及长期服用本方时，更具有重要的指导意义。其内容来源于文献报道及编者经验。【适用病症】列举了该方相对适用的疾病名。对病用方是保证疗效的前提，其内容来源于临床报道和中医经验介绍，也有编者的临床经验。此外，考虑到经方使用的灵活性,【加减与合方】介绍了常用的加减法及常用的相合经方,【注意事项】是有关安全用药及有效用药上的注意点。

这本小册子原本是临床检索查考之用的口袋本,比较简单。2010 年 5 月,由德国康安德先生翻译的本书德文版率先在慕尼黑出版发行;同年 10 月,中文版由中国中医药出版社出版发行;2011 年,英文版由人民卫生出版社出版;2014 年7 月,中国中医药出版社发行了中文版的第二版。本次修订是第三版,较第二版增加了当归散等 11 首经方,删除了茯苓桂枝甘草大枣汤 1 首,全书共收录 80 首常用经方和 14 首本人经验方。原【推荐处方】的煎煮法加水量过大,此次做了调整。原附录的"病症索引"替换为"常见疾病用方经验提示",以供临床医生参考。此外,书中还增删了不少内容。我的学生张薛光博士协助编写。

近年来,国内外中医界高度关注经方,经方推广工作日趋顺利,建立和完善经方临床应用规范的呼声更高。由于经方的文献研究和临床研究尚待深入,目前要拿出一套更为严密的经方应用规范是非常困难的。作为一家之法,本手册仅仅是引玉之砖,限于本人的学识和经验,其中不足之处很多,敬请广大热心的读者提出修改意见,我们将继续本手册的修订工作,期待经方应用的临床规范更趋完善。

南京中医药大学国际经方学院 黄 煌

2018 年 1 月 15 日

目 录

B

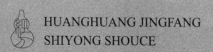

001 半夏厚朴汤

古代治疗咽中异物感的专方。有理气除胀、化痰利咽的功效，具有抗焦虑、抗抑郁、镇静、催眠、促进胃肠蠕动、抑制喉反射等作用，适用于以咽喉有异物感乃至躯体感觉异常、腹胀、恶心为特征的疾病。

【经典配方】半夏一升，厚朴三两，茯苓四两，生姜五两，干苏叶二两。上五味，以水七升，煮取四升。分温四服，日三夜一服。(《金匮要略》)

【经典方证】妇人咽中如有炙脔。(二十二)[1]

【推荐处方】姜半夏或法半夏25g，茯苓20g，厚朴15g，干苏叶10g，生姜25g。以水700mL，煮取汤液300mL，分3～4次温服。汤液呈淡褐色，稍辛辣。通常采用服3天停2天的方法。

【方证提要】咽喉异物感，或口腔、鼻腔、胃肠道、皮肤等躯体有异常感觉者。

---

[1] 经典方证中的阿拉伯数字是《伤寒论》原文的序号，中文数字是《金匮要略》原文所属篇的序号。全书同。本书引用的《伤寒论》条文是由上海科学技术出版社1983年出版的，引用的《金匮要略》条文则是由人民卫生出版社2005年出版的《金匮要略》。

【**适用人群**】形体中等，营养状况较好，毛发浓密，肤色滋润或油腻，眨眼频繁，表情丰富，常眉头紧皱；话语滔滔不绝，表述细腻怪异夸张，不断地诉说躯体的不适感和异样感，咽喉常有异物感，或黏痰多；舌质无明显异常或舌尖有红点，或舌边见齿痕，舌苔多黏腻；多疑多虑，大多有较长的求诊史，女性多见；有精神刺激、情感波动、烦劳等诱因。

【**适用病症**】以下病症符合上述人群特征者，可以考虑使用本方：

（1）以咽喉异物感为特征的多种神经症，如梅核气、舌觉异常、抑郁症、焦虑症、强迫症、恐惧症、胃神经症、心脏神经症、神经性呕吐、神经性尿频、神经性皮炎、肠易激综合征、心因性勃起功能障碍等。

（2）咽喉疾病，如咽炎、扁桃体炎、喉源性咳嗽、声带水肿。

（3）以吞咽困难、呕吐、上腹胀为表现的疾病，如厌食症、化疗后呕吐、食管痉挛、急慢性胃炎、胃下垂、功能性消化不良等。

（4）以胸闷咳嗽为表现的呼吸道疾病，如慢性支气管炎、哮喘、气胸、胸腔积液等。

【**加减与合方**】

（1）如无生姜，可用干姜 10g 替代。

（2）腹胀、呕吐、恶心者，苏叶可用苏梗 15g 替代。

（3）焦虑失眠、腹胀满者，合栀子 15g，枳壳 15g，厚朴 15g。

（4）胸闷、腹胀、四肢冷、便秘者，合四逆散。

（5）失眠、眩悸者，合温胆汤。

【注意事项】

（1）适用本方者的病情易反复，情绪易波动，须配合心理疏导。

（2）孕妇慎用。

（3）肾功能不全者慎用。

⑩⑩② 半夏泻心汤

古代治疗痞病的专方，传统的降逆和胃止呕除痞方。具有调节胃肠功能、保护胃黏膜、抗溃疡发生、抑制幽门螺杆菌等作用，适用于以心下痞、呕吐、下利而烦为表现的疾病。

【经典配方】半夏半升（洗），黄芩三两，干姜三两，人参三两，甘草（炙）三两，黄连一两，大枣十二枚（擘）。上七味，以水一斗，煮取六升，去滓，再煎取三升。温服一升，日三服。（《伤寒论》《金匮要略》）

【经典方证】呕而肠鸣，心下痞者。（十七）

【推荐处方】姜半夏15g，黄芩15g，干姜15g，党参15g，炙甘草10g，黄连3～5g，大枣20g。以水1000mL，煮取汤液300mL，分2～3次温服。

【方证提要】上腹部满闷不适，按之无抵抗，恶心呕吐，腹泻肠鸣，食欲不振者。

【适用人群】营养状况较好，唇红，舌红苔多黄腻，大多数为青壮年患者；容易出现口腔黏膜溃疡，女性月经期溃疡多发或加重；伴有消化道症状，如上腹部不适或疼痛、腹泻或有腹泻倾向等；有焦虑倾向，大多伴有睡眠障碍，情绪多急躁，或心悸、早搏、胸闷等。

【**适用病症**】以下病症符合上述人群特征者，可以考虑使用本方：

（1）以上腹部满闷不适、恶心为表现的疾病，如胃炎、胃及十二指肠溃疡、胆汁反流性胃炎、功能性胃病、慢性胆囊炎等。

（2）以腹泻为表现的疾病，如慢性肠炎、消化不良、肠易激综合征、醉酒呕吐或腹泻。

【**注意事项**】

（1）黄连用量不宜过大，以防抑制食欲。

（2）甘草多用可能导致反酸、腹胀及浮肿等。

⓪⓪③ 白虎汤

古代的急症用方，传统的清热方。具有解热、抗炎、解渴、止汗等作用，适用于以恶热、自汗、大渴、脉滑而厥为特征的疾病。

【经典配方】石膏一斤（碎），知母六两，甘草二两（炙），粳米六合。上四味，以水一斗，煮米熟汤成，去滓。温服一升，日三服。(《伤寒论》)

【经典方证】伤寒脉浮滑。(176) 三阳合病，腹满，身重，难以转侧，口不仁，面垢，谵语，遗尿。发汗则谵语。下之则额上生汗，手足逆冷。若自汗出者。(219) 伤寒脉滑而厥者。(350)

【推荐处方】生石膏80g，知母30g，生甘草10g，粳米40g 或山药30g。以水1000mL，先煎石膏30分钟，入他药，待米熟，煮取汤液400mL，分2～3次温服。

【方证提要】恶热，自汗出，脉浮滑者。

【适用人群】体形中等或消瘦，神志大多清楚但烦躁，皮肤白皙湿润，汗出不止，随拭随出，肌肤扪之如烙，腹部按之坚满；或有高热，汗出不解，口渴感明显，喜冷饮，恶热；口腔干燥，舌苔少津。脉浮滑数或洪大。

【适用病症】以下病症符合上述人群特征者，可以考虑使

用本方：

（1）以高热为表现的疾病，如乙脑、流脑、大叶性肺炎、流行性出血热、流行性感冒、猩红热等发热性疾病的极期。

（2）以新陈代谢亢进、脉滑数为表现的疾病，如甲状腺功能亢进、糖尿病等代谢性疾病。

（3）以出血为表现的疾病，如血小板减少性紫癜、白血病等血液病。

（4）以口渴多汗为表现的疾病，如急性脊髓炎、急性感染性多发性神经炎、眼病、皮肤病、牙周炎、牙髓炎等。

【加减与合方】

（1）消瘦、口渴、食欲不振者，加人参10g。

（2）关节疼痛、汗出、怕风者，加桂枝15g。

（3）关节疼痛、口中黏、舌苔厚腻者，加苍术15g。

（4）身热不退、发斑、吐血衄血、谵妄躁扰者，加水牛角30g，生地黄30g，玄参15g。

（5）甲状腺功能亢进，合小柴胡汤。

【注意事项】

（1）皮肤黯黑，或黄肿，或满面红光者慎用。

（2）脉沉细，口不干渴，恶寒无汗者，忌用。

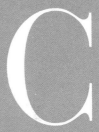

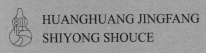

HUANGHUANG JINGFANG
SHIYONG SHOUCE

⑩④ 柴胡加龙骨牡蛎汤

古代的精神神经心理病用方，传统的安神定惊解郁方。具有抗抑郁、改善焦虑情绪、镇静、安眠、抗癫痫等作用，适用于以胸满、烦、惊、身重为特征的疾病。

【经典配方】柴胡四两，黄芩一两半，人参一两半，桂枝一两半（去皮），茯苓一两半，半夏二合半（洗），大黄二两，龙骨一两半，牡蛎一两半（熬），生姜一两半（切），大枣六枚（擘），铅丹一两半。上十二味，以水八升，煮取四升，内大黄，切如棋子，更煮一二沸，去滓。温服一升。（《伤寒论》）

【经典方证】伤寒八九日，下之，胸满，烦，惊，小便不利，谵语，一身尽重，不可转侧者。（107）

【推荐处方】柴胡15g，姜半夏10g，党参10g，黄芩10g，茯苓10g，桂枝10g或肉桂5g，龙骨10g，牡蛎10g，制大黄10g，干姜5g，红枣15g。以水800mL，煮取汤液300mL，分2～3次温服。注：如便秘，用生大黄，后下。铅丹药房不备，现多不用。

【方证提要】胸满，脐部动悸、烦、惊，睡眠障碍，小便不利，谵语，身重难以转侧，苔黄腻，脉弦硬或滑而有力者。

【适用人群】体格中等或壮实，长脸居多，面色黄或白，缺乏光泽，表情淡漠，疲倦貌；性格偏于内向，自我评价差，叙述病情话语不多，语速慢；主诉以自觉症状为多，如睡眠障碍、疲劳感、怕冷、胸闷、心悸、头昏、耳鸣、不安等痛苦追忆性主诉较多；两胁下按之有抵抗感或僵硬感，缺乏弹性，或脐跳明显；或有精神压力过大、情感挫折、脑损伤等诱因。

【适用病症】以下病症符合上述人群特征者，可以考虑使用本方：

（1）以抑郁为表现的疾病，如抑郁症、恐惧症、神经性耳聋、高血压病、脑动脉硬化症等。

（2）以精神障碍为表现的疾病，如精神分裂症、老年性痴呆、脑萎缩、小儿大脑发育不良等。

（3）以动作迟缓、抽动震颤为表现的疾病，如帕金森病、脑损伤、癫痫、小儿多动症、小儿脑瘫等。

（4）伴有睡眠障碍的性功能障碍、闭经、围绝经期综合征、肠易激综合征、脱发、痤疮等。

（5）以惊恐动悸为表现的心律不齐、心脏神经症、房颤、早搏等。

【加减与合方】

（1）烦躁、少腹部疼痛、便秘者，加桃仁 15g，芒硝 10g，甘草 5g。

（2）腹泻、消瘦、食欲不振者，去大黄，加甘草 5g。

（3）焦虑不安、胸闷腹胀者，合栀子 15g，厚朴 15g，枳壳 15g。

（4）脑梗塞或烦躁失眠、舌紫、面黯红者，合桂枝茯苓丸。

【注意事项】有些患者会出现腹泻腹痛，停药后即可缓解。

⑩⑤ 柴胡桂枝干姜汤

古代的治疟方和调理方，传统的和解化饮散结方。有恢复身心疲劳的功效，适用于以疾病迁延不愈、胸腹动悸、口渴而食欲不振、腹泻等为特征的疾病。

【经典配方】柴胡半斤，桂枝三两（去皮），干姜二两，栝楼根四两，黄芩三两，牡蛎二两（熬），甘草二两（炙）。上七味，以水一斗二升，煮取六升，去滓，再煎取三升。温服一升，日三服。初服微烦，复服，汗出便愈。（《伤寒论》《金匮要略》）

【经典方证】伤寒五六日，已发汗而复下之，胸胁满微结，小便不利，渴而不呕，但头汗出，往来寒热，心烦者。（147）治疟寒多微有热，或但寒不热。（四）

【推荐处方】柴胡 20 ~ 40g，桂枝 15g 或肉桂 10g，干姜 10g，天花粉 20g，黄芩 15g，牡蛎 10g，炙甘草 10g。以水 1200mL，煮取汤液 300mL，分 2 ~ 3 次温服。

【方证提要】往来寒热，胸胁苦满，汗出，口渴，便溏，心烦者。

【适用人群】体格中等或偏瘦，表情淡漠，疲倦貌；易出汗，多失眠，易惊悸，脐部跳动明显，口干渴但喝水不解渴，腹泻或大便不成形，上腹部多按之不适；多见于因过度疲劳、大量汗出而饮食无规律的中青年女性。

【适用病症】以下病症符合上述人群特征者，可以考虑使用本方：

（1）迁延反复、时发时止的发热性疾病，如感冒、疟疾、不明原因低烧不退。

（2）以胸闷咳嗽为表现的疾病，如胸膜炎、肺结核、肺门淋巴结肿大、肺炎、支气管炎、支气管哮喘等。

（3）以腹泻为表现的疾病，如慢性肝炎、早期肝硬化、慢性胆囊炎、慢性胃炎、结肠炎、消化性溃疡、亚急性腹膜炎等。

（4）自身免疫性疾病，如甲状腺功能亢进、类风湿性关节炎、强直性脊柱炎、干燥综合征、系统性红斑狼疮、过敏性紫癜等。

（5）以失眠为表现的疾病，如癫痫、癔症、围绝经期综合征、慢性疲劳综合征、神经症等。

【加减与合方】

（1）面色萎黄、月经不调者，或眩晕、腹痛、浮肿者，合当归芍药散。

（2）口渴而浮肿者，合五苓散。

（3）腹痛、腹胀者，合四逆散。

【注意事项】日本有使用本方导致间质性肺炎的报道。

006 柴胡桂枝汤

　　古代伤寒病的常用方，传统的调和方。适用于消瘦、寒热往来、腹痛、关节疼痛为特征的疾病，病程长、反复发作、体表症状多是其方证特点。

　　【经典配方】桂枝（去皮）、黄芩各一两半，人参一两半，甘草一两（炙），半夏二合半（洗），芍药一两半，大枣六枚（擘），生姜一两半（切），柴胡四两。上九味，以水七升，煮取三升，去滓。温服一升。(《伤寒论》《金匮要略》)

　　【经典方证】伤寒六七日，发热，微恶寒，支节烦疼，微呕，心下支结，外证未去者。(146) 心腹卒中痛者。(十)

　　【推荐处方】柴胡 20g，桂枝 10g，黄芩 10g，人参 10g 或党参 15g，炙甘草 5g，姜半夏 10g，白芍 10g，大枣 15g，生姜 10g。以水 700mL，煮取汤液 300mL，分 2 ~ 3 次温服。

　　【方证提要】往来寒热、关节疼痛、外证未去者，或心腹卒痛者。

　　【适用人群】消瘦，营养状况较差，情绪低落，食欲不振；病情复杂，表现多样，如低热反复者；自汗、恶风、关节疼痛、身体刺痛者；皮肤风团、丘疹、红斑者；恶心、呕吐、腹胀腹痛、腹直肌痉挛者；失眠、心悸、头痛者等。

【**适用病症**】以下病症符合上述人群特征者，可以考虑使用本方：

（1）发热性疾病及感染性疾病，如普通感冒、流行性感冒、肺炎、肺结核、胸膜炎、疟疾、斑疹伤寒、恙虫病、登革热、肝炎、产后感染发热。

（2）腹痛类疾病，具有突发性、痉挛性的特征，如消化道溃疡、胆石症、肠易激综合征、癫痫等。

（3）神经痛，如三叉神经痛、坐骨神经痛、肋间神经痛、带状疱疹后遗症等。

（4）过敏性疾病，如过敏性鼻炎、过敏性紫癜、支气管哮喘、荨麻疹、花粉症等。

【**加减与合方**】

（1）过敏性疾病，加荆芥 10g，防风 10g。

（2）腹泻、口渴、浮肿者，合五苓散。

【**注意事项**】羸瘦、唇红者慎用。

⑦ 柴苓汤

古代的治疟方，传统的分利阴阳、和解表里方。有退热、利水、止泻、消肿的功效，具有抗炎、利尿、免疫调节等作用，适用于以往来寒热、口渴、腹泻、小便不利为特征的疾病。

【原书配方】柴胡一钱六分，半夏（汤泡七次）七分，黄芩六分，人参六分，甘草六分，白术七分半，猪苓七分半，茯苓七分半，泽泻一钱二分半，桂五分。水二盏，生姜三片，煎至一盏，温服。（《丹溪心法附余》卷一）

【原文方证】治伤寒泄泻身热（《仁斋直指方论》）。治伤风、伤暑、疟，大效（《世医得效方》）。治疹泻，小便不利（《保婴撮要》）。治疟热多寒少，口燥心烦少睡（《医门法律》）。身热口中渴，更兼泻下频，柴苓汤一剂，施治捷如神（《医学传心录》）。治泄泻发热，口渴里虚之症（《杂病广要》）。

【方证提要】往来寒热、口渴、腹泻、小便不利者。

【推荐处方】柴胡 20g，黄芩 10g，姜半夏 10g，生晒参 5g，生甘草 5g，白术 20g，茯苓 20g，猪苓 20g，桂枝 15g，泽泻 20g，干姜 10g，红枣 20g。以水 800mL，煮取汤液 400mL，分 2～3 次温服。药后避风，忌食冷物，如饮热水后微微汗出者更佳。

【方证提要】往来寒热、口渴、腹泻、小便不利者。

【适用人群】头面部虚浮或肢体水肿，有轻度抑郁或焦虑，食欲不振，口渴而不欲饮，或饮水即吐，嗳气腹胀，恶心呕吐，腹泻或大便不成形，小便量少，舌胖大边有齿痕。

【适用病症】以下病症符合上述人群特征者，可以考虑使用本方：

（1）以口渴、腹泻为表现的疾病，如干燥综合征、肿瘤化疗后不良反应、白血病等。

（2）以水肿为表现的疾病，如肝硬化腹水、慢性肝炎、急慢性肾炎、黄斑水肿、妊娠水肿等。

（3）以发热为表现的疾病，如夏天感冒、胃肠炎、秋季腹泻等。

（4）免疫性疾病，如干燥综合征、类风湿性关节炎、系统性红斑狼疮、溃疡性结肠炎、桥本病等。

【加减与合方】

（1）皮肤痒、关节肌肉疼痛，加荆芥 15g，防风 15g。

（2）腹胀、嗳气，合半夏厚朴汤。

（3）月经量少，合当归芍药散。

【注意事项】

（1）有少数患者可以出现腹泻加重，继续服用可止。

（2）服药后应避免饮用冷水，宜喝热开水。

D

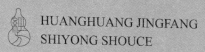

HUANGHUANG JINGFANG
SHIYONG SHOUCE

008 大柴胡汤

　　古代治疗宿食病的专方，传统的和解清热攻里方。有止痛、除胀、通便、降逆、清热的功效，具有利胆保肝、降脂、降压、增强胃肠动力、免疫调节、抗炎、抗过敏、抗内毒素、抑菌等作用，适用于以上腹部按之满痛为特征的疾病治疗和实热性体质的调理。

　　【经典配方】柴胡半斤，黄芩三两，半夏半升（洗），枳实四枚（炙），芍药三两，大黄二两，生姜五两（切），大枣十二枚（擘）。上七味，以水一斗二升，煮取六升，去滓，再煎。温服一升，日三服。（《伤寒论》《金匮要略》）

　　【经典方证】呕不止，心下急，郁郁微烦者。（103）伤寒十余日，热结在里，复往来寒热者。（136）伤寒发热，汗出不解，心中痞硬，呕吐而下利者。（165）按之心下满痛者。（十）

　　【推荐处方】柴胡20～40g，黄芩15g，姜半夏15g，枳壳20g，白芍15g，制大黄10g，生姜25g，红枣20g。以水1000mL，煮取汤液300mL，分2～3次温服。

　　【方证提要】呕吐，郁郁微烦，寒热往来或发热汗出不解，心下按之满痛者。

　　【适用人群】体格壮实，面宽，肩宽，颈部粗短，胸腹部饱满，中老年多见；表情严肃，面部肌肉僵硬紧张，易抑郁，易焦虑，易紧张不安，易激动，常有头痛、眩晕、乏力、睡眠障碍等症状；上腹部充实饱满或有压痛，舌苔厚，多有食欲不振、嗳气、恶心或呕吐、反酸烧心、口苦、便秘等，特别容易腹胀腹痛、进食后更甚。

【**适用病症**】以下病症符合上述人群特征者，可以考虑使用本方：

（1）以上腹部胀满疼痛为表现的疾病，如胰腺炎、胆囊炎、胆石症、胃食管反流（GERD）、胆汁反流性胃炎（BRG）、胃及十二指肠溃疡、厌食、消化不良等。

（2）以腹泻、腹痛为表现的疾病，如肠易激综合征、胆囊切除术后腹泻、脂肪肝腹泻等。

（3）以便秘腹痛为表现的疾病，如肠梗阻（粘连性、麻痹性）、习惯性便秘等。

（4）以咳嗽气喘为表现，伴有上腹部胀满、反流性的呼吸道疾病，如支气管哮喘、肺部感染等。

（5）以头痛、头昏、便秘为表现的疾病，如高血压病、脑出血、高脂血症、肥胖症、脑萎缩、精神病、抑郁症、焦虑症、老年性痴呆等。

（6）以发热为表现的疾病，如感冒、流行性感冒、肺炎等。

【加减与合方】

（1）烦躁、心下痞、脉滑数、出血倾向者，加黄连5g。

（2）胸痛、痰黄、便秘者，加瓜蒌30g，黄连5g。

（3）焦虑、腹满胀气者，合栀子15g，厚朴15g。

（4）咽喉有异物感者，合半夏厚朴汤。

（5）咳喘痰稠难咯者，合排脓散。

（6）面部充血、小腹压痛、小腿皮肤干燥、舌黯者，合桂枝茯苓丸。

【注意事项】

（1）体质虚弱、消瘦、贫血者慎用。

（2）本方见效后，可减量或间断性服用。

（3）重病急症需要大剂量，慢性病调理体质可以小剂量。大剂量为一日进2～3剂，小剂量为每天半剂。服用时间以空腹为宜。

009 大承气汤

古代的急症用方，传统的峻下热结方。具有兴奋肠管、促进肠蠕动、增加肠容积和肠血流量、保护肠黏膜屏障、防治内毒素血症和多器官功能损害发生的作用，常用于发热性疾病或危重外伤后的极期，以脘痞、腹满、舌燥、便秘、神昏为特征。

【经典配方】大黄四两（酒洗），厚朴半斤（炙，去皮），枳实五枚（炙），芒硝三合。上四味，以水一斗，先煮二物，取五升，去滓，内大黄；更煮取二升，去滓，内芒硝；更上微火一二沸，分温再服。得下，余勿服。（《伤寒论》《金匮要略》）

【经典方证】阳明病，脉迟，虽汗出不恶寒者，其身必重，短气，腹满而喘，有潮热者……手足濈然汗出者，此大便已硬也。（208）伤寒若吐、若下后不解，不大便五六日，上至十余日，日晡所发潮热，不恶寒，独语如见鬼状。若剧者，发则不识人，循衣摸床，惕而不安，微喘直视，脉弦者生，涩者死。微者，但发热谵语者，大承气汤主之。若一服利，则止后服。（212）大下后，六七日不大便，烦不解，腹满痛者。（241）病人小便不利，大便乍难乍易，时有微热，喘冒不能卧者。（242）伤寒六七日，目中不了了，睛不和，无表里证，大便难，身微热者。（252）阳明病，发热，汗多者。（253）发汗不解，腹满痛者。（254）腹满不减，减不足言。（255）下利……脉滑而数者。（256）少阴病，得之二三日，口燥，咽干者。（320）少阴病，自利清水，色纯青，心下必痛，口干燥者。（321）少阴病，六七日，腹胀，不大便者。（322）下利，三部脉皆平，按之心下坚者……下利，脉迟而滑者……下利，脉反滑者。（十七）

【推荐处方】生大黄20g，厚朴30g，枳实20g，枳壳30g，芒硝10g。以水1000mL，先煮枳实、枳壳、厚朴，取汤液500mL，入大黄，再煎煮取汤液300～400mL，将芒硝倒入，搅至融化，分2次温服。大便畅通后停服。

【方证提要】腹满痛，大便不解，谵语神昏，或烦躁不安或头部剧痛，发热多汗，脉滑数，口干燥者。

【适用人群】全腹部高度胀满，用手按压有明显的抵抗感及肌卫现象；大便秘结，有数日不解者，矢气极为臭秽，或泻下臭秽稀水或黏液便；昏睡或昏迷，说胡话，或烦躁不安，其病势多危重；舌红起芒刺或裂纹，舌苔黄厚而干燥或腻浊或焦黑如锅巴状者；脉象沉实有力，或滑数，或脉数而软。

【适用病症】以下病症符合上述人群特征者，可以考虑使用本方：

（1）以腹部高度胀满疼痛、大便不通为表现的疾病，如粘连型肠梗阻、蛔虫性肠梗阻、粪石性肠梗阻、动力型肠梗阻、多系统器官功能衰竭、严重创伤呼吸窘迫综合征等。

（2）以烦躁、大便不通为表现的疾病，如肝昏迷、躁狂抑郁性精神病、精神分裂症、柯兴综合征、肥胖症、高热不退、消化不良、牙痛、头痛等。

【注意事项】

（1）服用注意点：①只能服用头煎。如再次煎煮，汤液会变得苦涩，不利排便。②必须空腹服用。服后一小时内不宜进食，否则，影响泻下效果。③中病即止，不可久服。

（2）煎法要点：①先煮枳、朴；②后下大黄；③芒硝溶服。因硝、黄煎煮过久，会减缓泻下作用。

（3）舌苔如薄白，提示肠道内无积滞，大黄要慎用。

（4）大承气汤虽属攻下剂，但不拘泥于大便干结，有的患者可以泻下稀水甚至黏液，但并不影响使用本方。关键是腹痛拒按，或腹部高度胀满。

（5）孕妇忌用或禁用。

⑩ 大黄附子汤

古代的温热性止痛方。适用于以身体剧痛、恶寒、便秘、舌苔白为特征的疾病。

【经典配方】大黄三两，附子三枚（炮），细辛二两。上三味，以水五升，煮取二升，分温三服。若强人煮取二升半，分温三服。服后如人行四、五里，进一服。(《金匮要略》)

【推荐处方】大黄10g，附子30～50g，北细辛10g。以水1000mL，先煎附子1小时，再放入细辛、大黄，开盖煎煮，取汤液200～300mL，分2～3次温服。

【经典方证】胁下偏痛，发热，其脉紧弦。（十）

【方证提要】胸、胁、腰、背等身体疼痛剧烈，大便干结者。

【适用人群】形体较壮实而精神萎靡，面色灰黯；下腹痛多见，胸痛、腰腿痛、头痛、牙痛、生殖器疼痛等均可见；疼痛剧烈，病人常常翻滚惨叫，或满头大汗，疼痛多为阵发性，但发作频繁，其痛如刀割，如针刺；大便数日不解，或大便干结难出，舌质黯、舌苔多厚或水滑；或饮冷食寒，或暴受风寒，伴有自觉恶寒、手足厥冷等。

【适用病症】以下病症符合上述人群特征者，可以考虑使

用本方：

（1）以腹痛为表现的疾病，如肠梗阻、胆囊炎、胆结石、胆道蛔虫病、泌尿道结石、阑尾炎、腹股沟疝。

（2）各种神经痛，如肋间神经痛（包括带状疱疹性疼痛）、三叉神经痛、偏头痛、腰椎间盘突出症、坐骨神经痛等。

（3）生殖系统的炎症疼痛，如急性睾丸炎、外伤性睾丸炎、附睾结核等。

（4）头面部的炎症，如龋齿疼痛、牙周脓肿、扁桃体炎、咽部脓肿、麦粒肿、角膜炎、结膜炎等。

【加减与合方】

（1）脸黯红、腰腿疼痛、下肢皮肤干燥、舌紫黯者，合桂枝茯苓丸。

（2）伴有胆囊炎胆石症发作、发热疼痛者，合大柴胡汤。

（3）疼痛如电击样，合芍药甘草汤。

【注意事项】

（1）本方药力比较峻猛，多用于疼痛重症。轻症疼痛不宜使用。

（2）方中的附子量比较大，应先煎1小时以上，若同时配合生姜则更好。

（3）疼痛剧烈时，需要连续给药。据张仲景原文"服后如人行四、五里，进一服"，推测第1次与第2次服药间隔大约30分钟。

⑪ 大黄䗪虫丸

古代虚劳病方。擅去体内干血，具有抗凝、抗血小板生成、抗血栓形成、溶栓、保肾、保肝、收缩子宫等作用，适用于以肌肤甲错、两目黯黑、羸瘦为特征的疾病。

【经典配方】大黄十分（蒸），黄芩二两，甘草三两，桃仁一升，杏仁一升，芍药四两，干地黄十两，干漆一两，虻虫一升，水蛭百枚，蛴螬一升，䗪虫半升。上十二味，末之，炼蜜和丸小豆大。酒饮服五丸，日三服。（《金匮要略》）

【经典方证】五劳虚极羸瘦，腹满不能饮食……内有干血，肌肤甲错，两目黯黑。（六）

【推荐处方】制大黄15g，黄芩10g，生甘草15g，桃仁15g，杏仁15g，赤芍20g，生地50g，干漆5g，虻虫10g，蛴螬10g，䗪虫10g，水蛭15g。以水1200mL，煮取汤液300mL，分2～3次温服。或以上药物共为细末，炼蜜为丸，每次服用5g，日1～3次，用酒送服。

【方证提要】羸瘦，腹满不能饮食，肌肤甲错，两目黯黑者。

【适用人群】形体消瘦，面色晦黯，两目呈青黯色，皮肤干燥甚若鱼鳞，皮损发黯，舌质黯或紫黯；小腹部疼痛或有硬块或按压不适，病灶部位常表现为有形积聚之肿块，常有腹部满闷感，或腹胀纳少；多见于患有慢性疾病的中老年人。

【适用病症】以下病症符合上述人群特征者，可以考虑使用本方：

（1）血栓性疾病与周围血管病，如血栓栓塞性肺动脉高压、血栓性脉管炎、血小板增多症、下肢深静脉血栓、静脉曲张并发症。

（2）心脑血管病及糖尿病并发症，如心绞痛、室性早搏、椎基底动脉供血不足、脑动脉硬化症、脑梗塞、脑血栓、中风后遗症、糖尿病视网膜病变、糖尿病周围神经损害、糖尿病足、糖尿病肾病等。

（3）以消瘦腹满不能饮食为表现的疾病，如慢性肝炎、肝硬化、晚期血吸虫性肝病、胆汁淤积。

（4）以皮肤干燥脱屑发黑为表现的疾病，如银屑病、皮炎、结节性红斑、局限性硬皮病、痤疮、酒渣鼻、黄褐斑、斑秃、毛囊炎、色素性紫癜性皮肤病、扁平苔藓、鱼鳞病、皮肤黑变病等。

（5）各种肿瘤，如神经纤维瘤、皮脂腺瘤、子宫肌瘤、卵巢囊肿、肝囊肿、肝癌、胰腺癌、宫颈癌等。

（6）以疼痛闭经为表现的妇科疾病，如子宫内膜异位症、子宫内膜结核、盆腔包块、结核性盆腔炎、卵巢早衰、多囊卵巢综合征、异位妊娠、乳腺增生症、闭经、痛经等。

【注意事项】

（1）孕妇慎用，经期停服。

（2）有出血倾向者慎用。

（3）同时服用华法林钠片、阿司匹林等抗凝剂者宜慎用。

（4）峻剂缓攻，需较长时间，用酒送服更佳。

⑫ 大青龙汤

古代伤寒病的发汗峻方。适用于以发热、无汗、烦躁为特征的发热性疾病及皮肤病等。

【经典配方】麻黄六两（去节），桂枝二两（去皮），甘草二两（炙），杏仁四十枚（去皮尖），生姜三两（切），大枣十枚（擘）[1]，石膏如鸡子大（碎）。上七味，以水九升，先煮麻黄，减二升，去上沫，纳诸药，煮取三升，去滓。温服一升，取微似汗。一服汗者，停后服。（《伤寒论》《金匮要略》）

【经典方证】太阳中风，脉浮紧，发热，恶寒，身疼痛，不汗出而烦躁者。若脉微弱，汗出恶风者，不可服之。服之则厥逆，筋惕肉瞤，此为逆也。（38）病溢饮者。（十二）

【推荐处方】生麻黄20g，桂枝10g，炙甘草10g，杏仁15g，生姜15g，大枣20g，生石膏50g。以水900mL，先煎麻黄20分钟，再入他药，煮取汤液300mL，分2～3次温服。得汗停服。

【方证提要】发热恶寒，无汗而烦躁，脉有力者。

【适用人群】体格强健的中青年，肌肉发达，皮肤粗糙黝

---

[1]《金匮要略》中本方大枣为十二枚。

黑或黄黯，面部有轻度浮肿貌；发热恶寒，烦躁，身疼痛，皮肤发烫干燥；脉轻按即得，按之有力，心肺功能健全。

【适用病症】以下病症符合上述人群特征者可以考虑使用本方：病毒性感冒、肺炎、急性肾炎、急性结膜炎、过敏性疾病、皮肤病、汗腺闭塞症、空调病等。

【注意事项】

（1）本方发汗猛烈，年老体弱、产妇、久病、大病患者，或心功能不全、失眠、高血压病、糖尿病、肺结核低热者，均不宜使用。

（2）误服大青龙汤导致的心悸、多汗、虚脱等，可用真武汤、桂枝甘草龙骨牡蛎汤等救治，或饮用甘草红枣生姜红糖浓汤。

013 当归散

古代的保胎养胎方。有养血、调经、止痛的功效，适用于围产期的保健。

【经典配方】当归、黄芩、芍药、芎䓖各一斤，白术半斤。上五味，杵为散。酒饮服方寸匕，日再服。(《金匮要略》)

【经典方证】妇人妊娠，宜常服当归散主之；妊娠常服，即易产，胎无苦疾；产后百病悉主之。(二十)

【推荐处方】当归、黄芩、芍药、川芎、白术按2:2:2:2:1比例研粉，米酒或米汤调服 1 ~ 2g，日 1 ~ 2 次。

【适用人群】习惯性流产调理，或妊娠见腹痛或流产先兆者，体型多偏瘦，唇舌红者。

【注意事项】虽然本方是古代的养胎方，但如孕妇无不适及胎儿无异常者，不必服用本方。

014 当归芍药散

古代的养胎方。有养血、调经、利水、止痛的功效，适用于以腹痛、浮肿、头眩、心悸、口渴而小便不利为特征的疾病和女性血虚体质的调理。

【经典配方】当归三两，芍药一斤，芎劳半斤，茯苓四两，泽泻半斤，白术四两。上六味，杵为散。取方寸匕，酒和，日三服。(《金匮要略》)

【经典方证】妇人怀娠，腹中疗痛。(二十) 妇人腹中诸疾痛。(二十二)

【推荐处方】当归 10g，白芍 30 ~ 50g，川芎 20g，白术 15g，茯苓 15g，泽泻 20g。以水 800mL，煮取汤液 300mL，分 2 ~ 3 次温服。也可按照原书比例打粉，用米粥、红酒或酸奶调服，每次 5g，每日 2 次。

【方证提要】妇人腹中痛，或浮肿，或眩冒，或头痛，或自下利，或月经不调者。

【适用人群】女性多见，面部发黄，缺乏光泽，有浮肿貌，或眼圈发黯、面部色斑；腹壁柔软，但下腹部常有压痛，以右下腹多见；腰腹部有重坠感，下肢或有抽筋麻木无力等；便秘或腹泻，或脱肛；常有头痛头晕、心悸、肌肉跳动等；或有红斑丘疹，皮肤干燥；月经不调，或痛经，或经量少，或闭经。

【适用病症】以下病症符合上述人群特征者，可以考虑使用本方：

（1）以腹痛、出血为表现的妇科疾病，如痛经、闭经、不孕症、功能性子宫出血等。

（2）以浮肿、腹泻为伴有症状的围产期女性胎位不正、胎儿发育不良、先兆流产、习惯性流产、妊娠高血压综合征等。

（3）以面色黄、浮肿为表现的免疫性肝病、慢性肝炎、肝硬化、桥本甲状腺炎、缺铁性贫血。

（4）以伴有月经量少、腹泻为表现的痤疮、黄褐斑、脱肛、痔疮等。

（5）以皮肤瘙痒为表现的疾病，如慢性荨麻疹、过敏性皮炎、过敏性紫癜等。

【加减与合方】

（1）月经延期、困倦、面黄、头项强痛者，合葛根汤。

（2）自身免疫性疾病、过敏性疾病反复不愈、怕风冷者，合小柴胡汤。

【注意事项】

（1）若见腹泻，白芍用量可酌减。

（2）用于安胎时，可用小剂量。

⑮ 当归四逆汤

古代治疗手足厥冷的专方。有温经止痛的功效，具有扩张末梢血管、抑制血小板聚集及动－静脉旁路的血栓形成、改善血液循环、镇痛抗炎等作用，适用于以腹痛、头痛、关节痛而手足冷、脉细为特征的疾病。

【经典配方】当归三两，桂枝三两（去皮），芍药三两，细辛三两，甘草二两（炙），通草二两，大枣二十五枚（擘）。上七味，以水八升，煮取三升，去滓。温服一升，日三服。（《伤寒论》）

【经典方证】手足厥寒，脉细欲绝者。（351）

【推荐处方】当归15g，桂枝15g，白芍15g，北细辛10g，炙甘草10g，红枣30g。以水800mL，开盖煮取汤液300mL，分2～3次温服。

【方证提要】四肢冰冷、发紫，疼痛剧烈，脉细者。

【适用人群】面色青紫或苍白，无光泽，无浮肿，多干燥；四肢冰冷，指尖为甚，多伴有麻木、冷痛，皮肤黯红甚至青紫，遇冷更甚，甚至甲色、唇色、面色、耳廓较苍白或乌紫；头痛、牙痛、胸痛、背痛、关节冷痛、女子痛经等，其痛多为刺痛、绞痛、牵扯痛等；脉或细弱，或细弦，一般多见缓，甚至迟。

【适用病症】以下病症符合上述人群特征者，可以考虑使用本方：

（1）疼痛剧烈如刺的各种痛症，如三叉神经痛、消化性溃疡、肠痉挛、输尿管结石、肩周炎、慢性腹膜炎、腰肌劳损、子宫附件炎、子宫内膜异位症、乳腺纤维瘤、胆囊炎、胆道蛔虫病、坐骨神经痛、缩阴症、腱鞘炎等。

（2）以四肢冰冷疼痛为表现的疾病，如雷诺病、血管神经性头痛、血栓闭塞性脉管炎、冻疮、红斑性肢痛、硬皮病、手足皲裂、精索静脉曲张等。

（3）以肢体末端紫黯、疼痛为表现的疾病，如椎－基底动脉供血不足、冠心病、大动脉炎、高血压病头痛、脑外伤头痛、过敏性紫癜、慢性荨麻疹、急慢性前列腺炎、附睾炎、阳痿等。

【加减与合方】

（1）恶心呕吐、头痛腹痛者，加吴茱萸 10g，生姜 25g。

（2）口腔溃疡、牙龈出血者，加黄芩 10g，黄连 5g。

【注意事项】

（1）通草一般不用，也不影响全方效果。

（2）细辛有小毒，古人有"辛不过钱"的说法，这是指散剂而言，汤剂不受此限制，但应该严格把握其适应证和禁忌证。

（3）心动过速、心律不齐者慎用。

（4）本方开盖煎煮，以利细辛中的黄樟醚挥发。

⑯ 当归生姜羊肉汤

古代治疗寒疝病的专方，也用于产后腹痛。有养血止痛驱寒的功效，适用于以消瘦、腹痛、月经不调为特征的疾病，也可用于虚弱女性体质的食疗。

【经典配方】当归三两，生姜五两，羊肉一斤。上三味，以水八升，煮取三升。温服七合，日三服。若寒多者，加生姜成一斤；痛多而呕者，加橘皮二两，白术一两。加生姜者，亦加水五升，煮取三升二合，服之。(《金匮要略》)

【经典方证】寒疝，腹中痛及胁痛里急者。(十) 产后腹中疠痛；腹中寒疝，虚劳不足。(二十一)

【推荐处方】当归15g，生姜25g，羊肉100g。以水1500mL，煮取450mL，分2～3次温服。原汤液略苦涩，或可放入葱、酒、盐等调料，煮至肉烂，食用。

【方证提要】虚劳不足，腹中痛者。

【适用人群】体型消瘦，面色苍白憔悴，畏寒怕冷，腰膝酸软，大便不成形或腹泻；脐腹部或小腹部疼痛如绞，牵引腰胁俱痛，乃至手不可触，局部发冷如扇风，痛甚则呕，二便不畅；多见于产后，或月经不调，或月经衍期而至，或量少色黑或淡，舌淡紫，脉细。

【**适用病症**】以下病症符合上述人群特征者，可以考虑使用本方：产后腹痛、子宫复原不全、不孕、流产、痛经、贫血等。

【**加减与合方**】

（1）呕吐清水者，可重用生姜。

（2）腹胀痛而呕吐者，加陈皮 10g，白术 10g。

（3）疼痛剧烈者，加制附子 10g。

（4）面黄浮肿貌，加黄芪 15g。

【**注意事项**】有子宫肌瘤或月经量多色红者慎用。

F

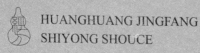

HUANGHUANG JINGFANG
SHIYONG SHOUCE

017 防风通圣散

　　古代的通治方，传统的表里双解、清热散风方。具有退热、抗过敏、抗炎、降脂、降压、通便、减肥等作用，适用于以头昏胸闷、身痒红疹、口苦舌干、涕唾稠黏、小便黄短、大便不通为特征的疾病和表里俱实性体质的调理。

　　【原书配方】防风、连翘、麻黄、薄荷、川芎、当归、白芍、大黄、芒硝各五钱，黄芩、石膏、桔梗各一两，甘草二两，滑石三两，荆芥、白术、栀子各一分。为末，每服二钱，水一大盏，生姜三片，煎至六分，温服。(《宣明论方》)

　　【原书方证】治风热壅滞，筋脉拘倦，肢体焦萎，头目昏眩，腰脊强痛，耳鸣鼻塞，口苦舌干，咽嗌不利，胸膈痞闷，咳呕喘满，涕唾稠黏，肠胃燥热，便溺淋闭；或夜卧寝汗，咬牙睡语，筋惕惊悸……或风热走注，疼痛麻痹者；或肾水真阴衰虚，心火邪热暴甚而僵仆。

　　【推荐处方】生麻黄10g，生石膏20g，生大黄10g，芒硝5g，荆芥10g，防风10g，山栀10g，黄芩10g，连翘15g，薄荷10g，当归10g，白芍10g，川芎10g，白术10g，桔梗15g，滑石20g（包），甘草10g，生姜15g或干姜5g。以水1000mL，煮取汤液300mL，分3次温服。方中芒硝另外分次冲服。汤液土黄色、不透明，味微咸，涩，辛，比较难喝。急症可短期服用汤剂，慢性调理病建议按原方用量比例制成蜜丸或散剂，每服 5g，日 1 ~ 2 次。餐前服用，以大便畅通为度。

【方证提要】无汗身热，头痛，烦躁，皮肤瘙痒、红疹，便秘腹胀，胸膈满闷，小便短赤，口苦舌干者。

【适用人群】体格壮实肥胖，精力旺盛，性格开朗或偏急躁；面色红，有油光，眼结膜易充血；眉毛、头发浓密，体毛明显；腹壁肥厚，按之有抵抗力，脐部尤其饱满；四肢皮肤粗糙、干燥、瘙痒，多丘疹、风团、苔藓化、痤疮、毛囊炎等；易大便秘结，或大便黏臭；食量大，以肉食为主；女性月经量少或稀，或月经有血块，月经多延后甚至闭经，易患多囊卵巢综合征。

【适用病症】以下病症符合上述人群特征者，可以考虑使用本方：

（1）以皮肤瘙痒、丘疹为表现的疾病，如荨麻疹、湿疹、银屑病、皮炎、皮肤瘙痒症、扁平疣、毛囊炎、痤疮等。

（2）过敏性疾病，如过敏性鼻炎、支气管哮喘、过敏性紫癜、花粉症、结膜炎等。

（3）以肥胖、便秘为表现的疾病，如单纯性肥胖、高血压病、高脂血症、糖尿病、冠心病、习惯性便秘等。

（4）肥胖女性的月经病，如不孕症、闭经、多囊卵巢综合征等。

【注意事项】

（1）孕妇、体质较差者、食少便溏者当慎用。

（2）长期服用本方时，剂量减半。

⑱ 防己黄芪汤

古代治疗下肢肿的专方。适用于以下肢浮肿、膝关节疼痛为特征的慢性疾病。

【经典配方】汉防己四两，甘草二两，黄芪五两，生姜、白术各三两，大枣十二枚。上六味，咬咀，以水六升，煮取三升，分三服。服了坐被中，欲解如虫行皮中，卧取汗。[1]（《备急千金要方》）

【经典方证】风湿，脉浮，身重汗出恶风者。（二）风水，脉浮为在表，其人或头汗出，表无他病，病者但下重，从腰以上为和，腰以下当肿及阴，难以屈伸。（十四）

【推荐处方】粉防己20g，生黄芪30g，白术15g，生甘草5g，生姜15g，红枣20g。以水600mL，煮取汤液300mL，分2～3次温服。汤液色淡黄，味稍甜。

【方证提要】身重，浮肿，汗出，腰腿难以屈伸者。

【适用人群】形体偏胖或肥胖，肤色黄黯或黄白，皮肤湿润，肌肉松弛，腹大而松软，臀腿松坠，易浮肿，下肢尤其明

---

[1] 《金匮要略》防己黄芪汤的用量较其他经方明显不同，黄芪仅一两一分，疑用量经后人改动。此处所录的防己黄芪汤为《备急千金要方》卷八风痹门所载。

显；易出汗，腋臭多见，夏天湿热时症状易发。易口渴，小便少；腰膝踝关节疼痛，走路困难，常被检查出骨质增生等；中老年女性多见。

【适用病症】以下病症符合上述人群特征者，可以考虑使用本方：

（1）以浮肿为表现的疾病，如特发性水肿、急慢性肾小球肾炎等。

（2）以下肢关节肿痛为表现的疾病，如变形性膝关节炎、类风湿性关节炎、风湿性关节炎、痛风性关节炎、腰椎间盘突出症、痛风等。

（3）以多汗为表现的疾病，如单纯性肥胖、狐臭、汗臭、黄汗等。

（4）以乏力、多汗、浮肿为表现的心脑血管疾病，如高血压病、糖尿病、高脂血症、脑血管疾病等。

【加减与合方】

（1）气喘胸满、浮肿明显者，加麻黄 5 ~ 10g。

（2）腹痛者，加白芍 30g。

（3）心悸、舌黯，加桂枝 15g。

（4）下肢疼痛者，加怀牛膝 30g。

（5）血脂高者，加泽泻 30g。

（6）头晕头痛、腰腿无力者，加葛根 30g。

（7）口渴、汗多者，合五苓散。

【注意事项】

（1）防己有汉防己、广防己之分，本方宜用汉防己，即防己科多年生藤本植物粉防己的根，饮片名粉防己。广防己含有易导致肾功能不全的马兜铃酸，不宜使用。

（2）黄芪、防己的用量宜大，应在 30g 以上。

（3）浮肿者，甘草的用量不宜超过 10g。

⓿⓲⓳ 风引汤

古代治疗热瘫痫的专方。具有清热息风、定惊安神功效，适用于抽搐、多汗、狂乱为特征的疾病。

【经典配方】大黄、干姜、龙骨各四两，桂枝三两，甘草、牡蛎各二两，寒水石、滑石、赤石脂、白石脂、紫石英、石膏各六两。上十二味，杵，粗筛，以苇囊盛之。取三指撮，井花水三升，煮三沸，温服一升。(《金匮要略》)

【经典方证】大人风引，少小惊痫瘈疭，日数十发，医所不疗，除热方。（五）

【推荐处方】大黄 10 ~ 20g，干姜 20g，桂枝 15g，甘草10g，龙骨 20g，牡蛎 10g，寒水石 30g，滑石 30g，赤石脂30g，白石脂 30g，紫石英 30g，生石膏 30g。以水 800mL，煎取 300mL，分 2 ~ 3 次服用。或按上述比例，为细粉，每次取 30g，布包，沸水泡服。汤液淡砖红色，混浊，静置后分层（上层淡褐下层淡砖红色）。味辛辣、甜。

【方证提要】抽搐，惊狂不安者。

【适用人群】体格比较壮实，抽搐、惊狂、烦躁、好动难眠，怕热，口渴，多汗，大便干结者。

【适用病症】以下病症符合上述人群特征者，可以考虑使

用本方：癫痫、儿童多动症、脑炎、高热惊厥、高血压病、老年性痴呆等。

【注意事项】

（1）食欲不振、大便不成形者慎用。

（2）本方不可用散剂或丸剂口服。

⑳ 附子泻心汤

古代的急救方。多用于吐血、伤食、晕厥等急症，有通阳泻痞的功效，适用于以心下痞、恶寒、精神萎靡、自汗为特征的疾病。

【经典配方】大黄二两，黄连一两，黄芩一两，附子一枚（炮，去皮、破、别煮取汁）。上四味，切三味，以麻沸汤二升渍之，须臾绞去滓，内附子汁。分温再服。（《伤寒论》）

【经典方证】心下痞，而复恶寒、汗出者。（155）

【推荐处方】制附子15～30g，大黄10g，黄连5g，黄芩5g。以水1000mL，先煎附子60分钟，再入他药，煮取汤液300mL，分2～3次温服。或沸水200mL泡三黄，附子另煎汁兑入也可。

【方证提要】精神萎靡、心下痞、恶寒汗出者。

【适用人群】体格比较壮实，面色黄黯或苍白，皮肤湿冷，手足厥冷，舌苔干腻，脉沉，血压下降；神情淡漠或嗜睡，或烦躁不安，言语不多或吐词不清，怕冷畏寒；主诉或胸痛，或头痛头晕，或腹痛腹泻，或心悸心慌，或呕血、便血、鼻衄、皮下出血，或口舌生疮，或盗汗自汗等。大多为大病顽症，中老年人多见。

【适用病症】以下病症符合上述人群特征者，可以考虑使用本方：

（1）以上腹部不适为主诉的疾病，如心肌梗死、慢性胃炎、胃及十二指肠溃疡、胆囊炎、消化不良等。

（2）以出血为表现的疾病，如上消化道出血、吐血、鼻衄、皮下出血、血小板减少性紫癜等。

（3）以头痛、烦躁，甚至精神异常为表现的疾病，如高血压病、中风等。

（4）以腹泻为表现的头面部炎症，如痤疮、口腔溃疡、多囊卵巢综合征等。

【加减与合方】

（1）便溏，舌胖大，加干姜 10g，甘草 5g。

（2）心悸，烦躁不安，出冷汗者，加肉桂 10g。

（3）口腔溃疡，加甘草 20g。

【注意事项】黄连、黄芩、大黄的用量不宜过大。

021 茯苓桂枝白术甘草汤

　　古代水饮病的专方。有利水、定悸、通阳的功效，适用于以眩悸为特征的疾病。

　　【经典配方】茯苓四两，桂枝三两（去皮），白术、甘草（炙）各二两。上四味，以水六升，煮取三升，去滓。分温三服。（《伤寒论》《金匮要略》）

　　【经典方证】伤寒，若吐，若下后，心下逆满，气上冲胸，起则头眩，脉沉紧，发汗则动经，身为振振摇者。（67）心下有痰饮，胸胁支满，目眩；短气有微饮。（十二）

　　【推荐处方】茯苓20g，桂枝10g，肉桂5g，白术10g，炙甘草10g。以水600mL，煮取汤液300mL，分2～3次温服。

　　【方证提要】心下逆满、气上冲胸、目眩、短气、心悸、口渴、震颤者。

　　【适用人群】消瘦，面色黄，轻度浮肿貌或眼袋明显；舌淡红胖大、有齿痕，脉多沉缓或浮弦；易胸闷气短、心悸眩晕、腹泻、吐水或胃内有振水声，多有口渴而不能多饮水，小便少。

　　【适用病症】以下病症符合上述人群特征者，可以考虑使

用本方：

（1）以眩晕为表现的疾病，如耳源性眩晕、高血压病性眩晕、神经症眩晕、体位性低血压、椎－基底动脉供血不足等。

（2）以心悸、胸闷、气短为表现的循环系统疾病，如风湿性心脏病、冠心病、高血压病性心脏病、肺源性心脏病、心律失常、心包积液、心脏神经症、心脏瓣膜病、心肌炎、低血压等。

（3）以胃内有停水表现的消化道疾病，如胃下垂、消化性溃疡、慢性胃炎、神经性呕吐、胃肠神经症等。

（4）以咳嗽、痰多、胸闷、短气为表现的呼吸道疾病，如急慢性支气管炎、支气管哮喘、百日咳、胸膜炎等。

（5）以目眩为表现的眼科疾病，如白内障、结膜炎、病毒性角膜炎、视神经萎缩、中心性浆液性脉络膜视网膜病变等。

（6）以小便不利、浮肿为表现的疾病，如特发性水肿、睾丸鞘膜积液等。

【加减与合方】

（1）消瘦、心悸明显，状如奔豚者，加红枣30g。

（2）咳逆上气而头昏眼花者，加五味子10g。

（3）浮肿者，甘草可适当减量。

⓪㉒ 茯苓桂枝五味甘草汤

古代的平喘固脱方。适用于以咳逆上气、心悸、头昏、多汗为特征的疾病。

【经典配方】茯苓四两，桂枝四两（去皮），甘草（炙）三两，五味子半升。上四味，以水八升，煮取三升，去滓。分温三服。（《金匮要略》）

【经典方证】青龙汤下已，多唾口燥，寸脉沉，尺脉微，手足厥逆，气从少腹上冲胸咽，手足痹，其面翕热如醉状，因复下流阴股，小便难，时复冒者。（十二）

【推荐处方】茯苓20g，桂枝10g，肉桂10g，炙甘草15g，五味子15g。以水800mL，煮取汤液300mL，分2～3次温服。

【方证提要】心悸，多汗，气短，头昏眼花，面红者。

【适用人群】消瘦，面色红，面部浮肿，或眼袋明显；易于气短，易于咳嗽气喘，乏力，多汗，头昏，心悸，眼前发黑或冒金星；脉弱。

【适用病症】以下病症符合上述人群特征者，可以考虑使用本方：

（1）以咳嗽、气喘为表现的疾病，如支气管哮喘、慢性支气管炎、肺不张、肺气肿、肺心病等。

（2）以头晕心悸多汗为表现的疾病，如低血压、心脏病、癔症、神经症等。

【加减与合方】

（1）咳逆上气、心悸、头昏、多汗、脉弱数者，加入山萸肉 30g，龙骨 15g，牡蛎 15g。

（2）羸瘦而食欲不振者，加人参 10g，麦冬 30g。

G

⓪㉓ 甘姜苓术汤

古代肾着病专方。有祛寒湿的功效，适用于以腰重而冷、浮肿、小便不利为特征的疾病。

【经典配方】甘草、白术各二两，干姜、茯苓各四两。上四味，以水五升，煮取三升。分温三服，腰中即温。(《金匮要略》)

【经典方证】肾着之病，其人身体重，腰中冷，如坐水中，形如水状，反不渴，小便自利，饮食如故，病属下焦，身劳汗出，衣里冷湿，久久得之，腰以下冷痛，腹重如带五千钱。(十一)

【推荐处方】炙甘草10g，白术15g，干姜20g，茯苓20g。以水600mL，煮取汤液300mL，分2～3次温服。汤液色淡黄，味辛辣。

【方证提要】身体困重，腰腹冷，小便无力，口不渴者。

【适用人群】形体肥胖，身困体重，腰部多松软、冷重；全身关节肌肉易于酸重，易浮肿便溏，易汗出，分泌物多，清稀不臭。舌胖大，舌苔白较厚。

【适用病症】以下病症符合上述人群特征者，可以考虑使用本方：

（1）以腰痛为表现的疾病，如急性腰扭伤、腰肌劳损、肾结石、腰椎间盘突出症、坐骨神经痛、骨关节炎等。

（2）以腹冷痛为表现的疾病，如慢性盆腔炎、妊娠浮肿等。

（3）以分泌物清稀为表现的疾病，如带下、过敏性鼻炎、慢性支气管炎、急性胃肠炎、慢性结肠炎、急慢性湿疹等。

（4）以大小便不利、无力、失禁等为表现的疾病，如前列腺增生症、肛瘘、脱肛、尿失禁等。

【加减与合方】

（1）腰背关节疼痛严重，并有恶寒、腹泻、四肢厥冷、脉沉者，加附子10g。

（2）浮肿多汗者，合防己黄芪汤。

（3）乏力、颈项腰背酸痛，合葛根汤。

【注意事项】 本方汤液辛辣，如难以承受者，饮用时可放入适量食糖。

⓿㉔ 甘草泻心汤

古代狐惑病的专方。具有黏膜修复功效，适用于以消化道、生殖道、眼睛等黏膜充血、糜烂、溃疡为特征的疾病。

【经典配方】半夏半升（洗），黄芩三两，干姜三两，人参三两，甘草（炙）四两，黄连一两，大枣十二枚（擘）。上七味，以水一斗，煮取六升，去滓，再煎取三升。温服一升，日三服。（《伤寒论》《金匮要略》）

【经典方证】其人下利，日数十行，谷不化，腹中雷鸣，心下痞硬而满，干呕，心烦不得安。（158）狐惑之为病，状如伤寒，默默欲眠，目不得闭，卧起不安，蚀于喉为惑，蚀于阴为狐，不欲饮食，恶闻食臭，其面目乍赤、乍黑、乍白，蚀于上部则声喝。（三）

【推荐处方】姜半夏10g，黄芩15g，干姜10g，党参15g，炙甘草20g，黄连5g，红枣20g。以水1000mL，煮取汤液300mL，分2～3次温服。

【方证提要】口腔、咽喉、直肠、阴道黏膜糜烂者。

【适用人群】青壮年人多见。营养状况较好，唇舌黯红，脉滑或数；大多有焦虑、紧张、心悸、睡眠障碍等，月经期溃疡多发或加重；容易有消化道症状，如上腹部不适、疼痛、腹泻等。

【**适用病症**】以下病症符合上述人群特征者，可以考虑使用本方：

（1）以口腔溃疡为表现的疾病，如白塞病、复发性口腔溃疡、手足口病、宫颈糜烂、痔疮出血等。

（2）以腹泻为表现的疾病，如溃疡性结肠炎、克罗恩病、直肠溃疡、直肠炎、胃溃疡、艾滋病等。

（3）以失眠、烦躁为表现的精神心理疾病，如精神分裂症、抑郁症、焦虑症、神经症、围绝经期综合征等。

（4）以渗出较多的皮肤黏膜疾病，如湿疹、带状疱疹、银屑病等。

【**加减与合方**】

（1）便秘、舌苔厚，或有高血压病、衄血者，加大黄10g。

（2）糖尿病伴有头昏、肩痛、口渴者，加葛根30g。

【**注意事项**】方中甘草用量较大，可能有反酸、腹胀及浮肿、血压升高等副作用。

025 甘麦大枣汤

古代脏躁病的专方。具有镇静安神的功效，适用于神情恍惚、喜悲伤为特征的疾病。

【经典配方】甘草三两，小麦一升，大枣十枚。上三味，以水六升，煮取三升。温分三服。(《金匮要略》)

【经典方证】妇人脏躁，喜悲伤欲哭，像如神灵所作，数欠伸，甘麦大枣汤主之。(二十二)

【推荐处方】炙甘草15g，小麦30g，红枣20g。以水600mL，煮取汤液300mL，分2～3次温服。

【方证提要】脏躁，喜悲伤欲哭者。

【适用人群】面容憔悴，神情恍惚，时悲时喜，自哭自笑；默默不欲饮食，头昏，心悸，视物模糊，失眠；舌淡红，苔光，脉虚细。女性较多见。

【适用病症】以下病症符合上述人群特征者，可以考虑使用本方：

（1）以精神恍惚、喜悲伤、急躁为表现特征的疾病，如抑郁症、焦虑症、强迫症、创伤后应激障碍、精神分裂症、躁狂症、神经症、围绝经期综合征、小儿多动症、小儿夜啼证等。

（2）以自汗盗汗为表现的疾病，如病后自汗、植物神经功能紊乱、神经症等。

（3）以抽搐、肌肉痉挛为表现的疾病，如癫痫、面肌痉挛、抽动症等。

【加减与合方】

（1）不定愁诉甚多，脉细者，加百合30g；食欲旺盛，大便干结者，再加生地30g。

（2）脐腹悸动，乱梦多者，加龙骨15g，牡蛎15g。

（3）烦躁、睡眠不安，合酸枣仁汤。

【注意事项】方中甘草用量较大，可能有反酸、腹胀及浮肿、血压升高等副作用。

026 葛根汤

古代的醒酒方，温和的发汗剂。有散寒舒筋的功效，具有解热、镇痛、抗过敏、抗凝、改善头部供血、抗疲劳、促月经等作用，适用于以恶寒无汗、头痛、身痛、颈项腰背强痛、嗜睡、易疲乏、大便溏薄等为特征的疾病。

【经典配方】葛根四两，麻黄三两（去节），桂枝二两（去皮），生姜三两（切），甘草三两（炙），芍药二两，大枣十二枚（擘）。上七味，以水一斗，先煮麻黄、葛根，减二升，去白沫，内诸药，煮取三升，去滓。温服一升，覆取微似汗。（《伤寒论》《金匮要略》）

【经典方证】太阳病，项背强几几，无汗，恶风。（31）太阳与阳明合病者，必自下利。（32）太阳病，无汗，而小便反少，气上冲胸，口噤不得语，欲作刚痉。（二）

【推荐处方】葛根30g，生麻黄10g，桂枝10g，白芍10g，生甘草5g，生姜15g，红枣20g。以水1000mL，煮取汤液300mL，分2～3次温服。汤液色淡褐，味辛涩、微甜。

【方证提要】项背强，自下利，无汗，肌肉痉挛者。

【适用人群】体格强健，肌肉厚实，脉象有力，体力劳动者或青壮年多见；面色黄黯或黯红，皮肤粗糙干燥，背部及面部多有痤疮；平时不易出汗，许多疾病在汗后减轻，有夏轻冬重的趋向；有疲劳感，困倦，嗜睡，反应比较迟钝；易有头项腰背拘急疼痛、耳鸣耳聋、痤疮、皮肤疮癣等；女性多见月经紊乱，表现为月经量少、月经周期较长或闭经、痛经等。

【适用病症】以下病症符合上述人群特征者，可以考虑使用本方：

（1）以发热无汗为表现的疾病，如感冒、乳腺炎初期、疔疮初起。

（2）以项背腰腿强痛为表现的疾病，如颈椎病、落枕、肩周炎、腰椎间盘突出症、急性腰扭伤、慢性腰肌劳损等。

（3）头面部的慢性炎症，如痤疮、毛囊炎、牙周脓肿、牙髓炎、鼻窦炎、过敏性鼻炎等。

（4）以五官感觉失灵为表现的疾病，如突发性耳聋、面神经麻痹、颞下颌关节紊乱综合征。

（5）以头昏重为表现的疾病，如脑梗死、高血压病、脑动脉硬化症、醉酒。

（6）以月经不调为表现的疾病，如多囊卵巢综合征、月经逾期、闭经、痛经。

【加减与合方】

（1）鼻炎、鼻窦炎，加川芎 15g，辛夷花 10g。

（2）身体疼痛、脚弱无力、四肢麻木，加独活 15g，生地 15g。

（3）腰部冷重者，加白术 20g，茯苓 15g。

（4）头面部疮疖、暴聋、牙痛、头痛、便秘者，加大黄 10g，川芎 15g。

（5）闭经或月经后期、浮肿者，合当归芍药散。

（6）腹痛及腰腿痛、月经不调或闭经、面红便秘者，合桂枝茯苓丸或桃核承气汤。

【注意事项】

（1）体形瘦弱、体弱多病、瘦弱面白多汗、心功能不良及心律不齐者慎用。

（2）服用本方后，如有心悸多汗、有虚弱感者，需减量或停服。

（3）本方宜餐后服用。

027 葛根芩连汤

古代的解酒止利方，传统的清热止泻方。具有解热、抗菌、抗病毒、抗缺氧、降糖、解痉、抑制胃肠运动、抗心律失常等作用，适用于以下利、心中烦闷而悸、心下痞、项背强急、身重、汗出、口渴、舌红、脉滑数或促为特征的疾病。

【经典配方】葛根半斤，甘草（炙）二两，黄芩三两，黄连三两。上四味，以水八升，先煮葛根减二升，内诸药，煮取二升，去滓。分温再服。（《伤寒论》）

【经典方证】太阳病……利遂不止。脉促者……喘而汗出者。（34）

【推荐处方】葛根40g，黄连10g，黄芩10g，生甘草10g。以水800mL，煮取汤液200mL，分2次温服。

【方证提要】项背强，腹泻，烦热，多汗，脉滑数者。

【适用人群】体格比较壮实，肌肉相对发达厚实，有肥胖倾向，唇舌黯红，满面油腻；大便不成形或腹泻；全身困重，尤其以项背强痛不舒为特征；体检多见血糖高、血压高；应酬多、工作压力大的中年男性多见。

【适用病症】以下病症符合上述人群特征者，可以考虑使

用本方：

（1）以腹泻为表现的疾病，如急性肠炎、痢疾、小儿中毒性肠炎、肠伤寒、糖尿病腹泻、醉酒等。

（2）以头痛发热为表现的疾病，如麻疹、乙型脑炎、流行性感冒、口腔溃疡、牙周炎、牙周脓肿等。

（3）以头晕、腰背困重为表现的疾病，如糖尿病、高血压病、冠心病、心律失常、颈椎病等。

【加减与合方】

（1）口干苦、食欲旺盛、血糖高者，黄连可重用；

（2）烦躁、头痛、便秘或大便黏臭者，或有高血压病、出血倾向，或牙周脓肿、牙痛者，加制大黄 10g。

（3）糖尿病导致腰腿无力、下肢皮肤变色者，或性功能障碍者，怀牛膝 30g。

（4）心下痞、恶心呕吐者，加半夏 15g。

【注意事项】精神倦怠，脉沉缓者慎用。

028 桂枝汤

古代的强壮方和疲劳恢复方，经典的调和营卫方。具有解热、抗炎、镇静和镇痛作用，对血压和心率、胃肠运动、免疫功能、汗腺分泌均具有双向调节作用，适用于以心动悸、腹痛、自汗出、消瘦、脉弱等为特征的疾病和虚弱体质的调理。

【经典配方】桂枝三两（去皮），芍药三两，甘草二两（炙），生姜三两（切），大枣十二枚（擘）。上五味，以水七升，微火煮取三升，去滓，适寒温，服一升。服已须臾，啜热稀粥一升余，以助药力。温覆令一时许，遍身漐漐微似有汗者益佳，不可令如水流离，病必不除。若一服汗出病瘥，停后服，不必尽剂；若不汗，更服，依前法；又不汗，后服小促其间，半日许令三服尽；若病重者，一日一夜服，周时观之，服一剂尽；病证犹在者，更作服；若汗不出，乃服至二三剂。禁生冷、黏滑、肉面、五辛、酒酪、臭恶等物。（《伤寒论》）

【经典方证】阳浮者，热自发，阴弱者，汗自出。啬啬恶寒，淅淅恶风，翕翕发热，鼻鸣干呕者。（12）头痛，发热，汗出，恶风。（13）下之后，其气上冲者。（15）外证未解，脉浮弱者。（42）病常自汗出者。（53）病人脏无他病，时发热，自汗出而不愈者。（54）脉迟，汗出多，微恶寒者。（234）病人烦热……脉浮虚者。（240）吐利止而身痛不休者。（387）

【推荐处方】桂枝15g，白芍15g，炙甘草10g，生姜15g，红枣20g。以水750mL，煮取汤液300mL，分2～3次温服。药后喝一碗热稀粥，并注意避风保暖。汤液呈淡褐色，味辛、甜。

【方证提要】气上冲，腹中痛，自汗，发热，脉浮弱者。

【适用人群】体形消瘦，胸廓扁平，皮肤白皙而细腻，比较湿润，腹壁薄，腹直肌紧张；舌质淡红或黯淡，舌体较柔软，舌面湿润或干腻；脉多虚缓，轻取即得，重按无力，一般心率不快；易出汗，汗后不舒服；易悸动，易头昏晕厥；体力低下，易疲劳、持久力差；易腹痛，腹痛呈阵发性；易失眠、多梦；对寒冷、疼痛敏感；体质的形成大多与大病、手术、化疗、过度用药、月经期、产后、大出血、创伤、剧烈运动、极度惊恐、寒冷、饥饿等刺激相关；先天禀赋不足、年高体衰、平素多病者比较容易出现。

【适用病症】以下病症符合上述人群特征者，可以考虑使用本方：

（1）以出汗异常为表现的病症，如产后或术后自汗、植物神经功能紊乱等。

（2）以发热、自汗为表现的疾病，如感冒发热、持续性发热、手术后吸收热等。

（3）以对寒冷过敏、分泌物清稀为表现的疾病，如过敏性鼻炎、哮喘等。

（4）以腹痛为表现的疾病，如过敏性紫癜、胃炎、消化性溃疡等。

（5）以皮损不红、局部黯淡为表现的皮肤疾病，如痤疮、荨麻疹、湿疹、溃疡不愈合。

（6）以心悸、头晕、脉弱为表现的疾病，如低血压、排尿性晕厥、心脏病、贫血等。

【加减与合方】

（1）胸满腹胀、咳喘、痰多者，加厚朴15g，杏仁15g。

（2）便秘腹痛，加大黄10g。

（3）自汗盗汗、黄汗浮肿、小便不利者，加黄芪15g。

（4）汗多、食欲不振、脉沉迟者，加人参10g。

（5）头晕、项背拘急或腹泻者，加葛根30g

（6）胸腹部的搏动感明显者，加龙骨15g，牡蛎15g。

（7）荨麻疹、皮肤干燥者，合麻黄汤。

【注意事项】

（1）服用桂枝汤后，一般要喝热粥，并要温覆取汗，避风保暖，饮食宜清淡。

（2）肥胖之人，或发热恶寒无汗者，或发热、烦躁、口渴引饮、舌红、苔干或黄腻者，或吐血衄血、凝血机制障碍者，或心动过速者，当忌用或慎用。

029 桂枝加附子汤

桂枝汤加味方。有强壮回阳镇痛的功效，具有抗休克、抗心肌缺血、缺氧、抗炎、镇痛等作用，适用于发汗过多导致的亡阳证及以多汗、怕冷、身体疼痛、脉弱为特征的疾病。

【经典配方】桂枝三两（去皮），芍药三两，甘草三两（炙），生姜三两（切），大枣十二枚（擘），附子一枚（炮，去皮，破八片）。上六味，以水七升，煮取三升，去滓。温服一升。(《伤寒论》)

【经典方证】太阳病，发汗，遂漏不止，其人恶风，小便难，四肢微急，难以屈伸者。(20)

【推荐处方】桂枝10g，肉桂5g，白芍15g，炙甘草10g，生姜15g或干姜10g，红枣20g，制附子10g。以水1000mL，先煎附子30分钟以上，再入他药，煮取汤液300mL，分2～3次温服。

【方证提要】汗出不止，恶风，关节疼痛，脉沉者。

【适用人群】桂枝汤体质而见面如土灰色或惨白，精神萎靡，脉沉细或空大无力者；或关节疼痛、汗出较多者。

【适用病症】以下病症符合上述人群特征者，可以考虑使

用本方：

（1）各种休克，如误用发汗剂之后出现的过汗虚脱、心动过缓、心肌梗死、心肌炎等。

（2）以关节疼痛为表现的疾病，如慢性腰腿痛、关节炎、颈椎病、腰椎退行性变、腰肌劳损、腰椎间盘突出症等。

（3）以汗出不止、怕冷为表现的疾病，如感冒、变态反应性鼻炎、哮喘、围绝经期综合征等。

【加减与合方】

（1）汗多、心悸，加龙骨 15g，牡蛎 15g。

（2）面黄、便溏、怕冷、身困乏力者，合真武汤。

⑳ 桂枝加葛根汤

桂枝汤加味方。有强壮、升清、解肌的功效，能改善头面部供血，解除颈背部肌肉痉挛等，适用于以头项强痛、自汗为特征的疾病。

【经典配方】桂枝五两，生姜八两，甘草二两（炙），葛根八两，芍药三两，大枣十二枚（擘）。上六味，切，以水七升，煮取二升半。服八合，日三，温覆取汗。[1]（《外台秘要》）

【经典方证】太阳病，项背强几几，反汗出恶风者。（14）身体烦疼，恶寒而自汗出，头强痛急。（《外台秘要》）

【推荐处方】葛根 40g，桂枝 25g，白芍 15g，炙甘草 10g，生姜 40g 或干姜 10g，红枣 20g。以水 700mL，煮取汤液 300mL，分 2～3 次温服，避风寒。

【方证提要】汗出、恶风、身体痛、头项强痛者。

【适用人群】体型中等，消瘦者多，面色或黄或黯红，舌淡红或黯紫，或黯红而不鲜活，常有头晕头痛，或头项腰背拘急无力，或思维迟钝、言语艰涩，或失眠多梦，或口眼歪斜，

---

[1] 《伤寒论》中本方组成与葛根汤相同，宋代林亿等认为有误，应该是桂枝汤加葛根。此方录自《外台秘要》卷第十四。

或视物模糊等。

【**适用病症**】以下病症符合上述人群特征者可以考虑使用本方：

（1）以头痛头昏为表现的疾病，如高血压、脑梗、脑供血不足、失眠等。

（2）以项背部拘急感为表现的疾病，如颈椎病、颈肩肌肉紧张综合征、腰椎病等。

【**加减与合方**】

（1）消瘦不明显，或皮肤松弛而下肢浮肿者，可去甘草，加黄芪 30g。

（2）肤色黄黯、皮肤粗黑者，加麻黄 5g。

（3）头痛头晕，加川芎 15g。

（4）便秘苔厚，加大黄 5 ~ 10g。

【**注意事项**】此方服后可能出现牙痛、虚弱感、饥饿感、头面部发热感、便秘等，只要原有症状改善，不必改方，减少服用量即可。

⓪③① 桂枝加龙骨牡蛎汤

桂枝汤加味方。有强壮、安神功效，主治以胸腹动悸、易惊、失眠多梦、脉大而无力为特征的疾病。

【经典配方】桂枝、芍药、生姜各三两，甘草二两，大枣十二枚，龙骨、牡蛎各三两。上七味，以水七升，煮取三升。分温三服。(《金匮要略》)

【经典方证】失精家，少腹弦急，阴头寒，目眩发落，脉极虚芤迟；脉得诸芤动微紧，男子失精，女子梦交。(六)

【推荐处方】桂枝10g，肉桂5g，白芍15g，炙甘草10g，生姜15g或干姜5g，红枣30g，龙骨15g，牡蛎15g。以水900mL，煮取汤液300mL，分2～3次温服。

【方证提要】虚弱体质见精神亢奋，胸腹动悸，易惊，失眠，多梦，自汗盗汗，梦交失精，脉浮大而无力者。

【适用人群】体形偏瘦，皮肤白皙湿润，毛发细软发黄，腹直肌紧张；脉浮大或空；易失眠，烦躁，惊恐不安，甚至精神错乱；易心悸，甚至脐腹部有动悸感；男子多见早泄、遗精、性梦，或精子活力下降或数量不足，女子梦交、带下多等；易头晕出汗，易疲劳；此体质的形成与先天不足有关，同时与后天的过劳、营养不良、缺钙缺锌、光照不足、运动少、过汗、睡眠不足、腹泻、大量出血、性生活过度、过度惊恐有关。

【适用病症】以下病症符合上述人群特征者，可以考虑使用本方：

（1）以性功能或生殖功能障碍为表现的疾病，如阳痿、遗精、性梦、慢性前列腺炎、精子质量低下者。

（2）以心动悸为表现的疾病，如先天性心脏病、风湿性心脏病、心脏瓣膜病、病毒性心肌炎、冠心病心绞痛、心包炎合并心包积液、心律失常、低血压等。

（3）以失眠、自汗为表现的疾病，如围绝经期综合征、神经症、焦虑症等。

（4）以气喘、头昏为表现的疾病，如支气管哮喘、肺气肿、心源性哮喘、贫血等。

（5）以自汗盗汗、脱发、抽搐为表现的疾病，如儿童缺钙、癫痫、脑瘫、大脑发育不良等。

【加减与合方】

（1）气喘汗多，加五味子10g，山萸肉15g，人参10g，麦冬20g。

（2）食欲不振，加山药30g。

【注意事项】本方宜汤剂不宜用散剂，散剂可能导致腹胀、食欲不振。

032 桂枝茯苓丸

　　古代的下死胎方，经典的活血化瘀方。具有降低血液黏度、降血脂、抑制动脉粥样硬化形成、扩张微血管管径、改善微循环的作用，并能调节性激素的分泌、促进排卵、抑制前列腺增生、改善肾功能和肾脏病理变化等多种作用，适用于以气上冲、少腹急结、肌肤甲错为特征的疾病。

　　【经典配方】桂枝、茯苓、牡丹（去心）、芍药、桃仁（去皮尖，熬）各等分。上五味，末之，炼蜜和丸如兔屎大，每日食前服一丸。不知，加至三丸。（《金匮要略》）

　　【经典方证】妇人宿有癥病，经断未及三月，而得漏下不止。（二十）

　　【推荐处方】桂枝 15g，茯苓 15g，赤芍 15g，丹皮 15g，桃仁 15g。以水 800mL，煮取汤液 300mL，分 2～3 次温服。也可按照传统做成丸，或装胶囊服用。

　　【方证提要】面红或紫红，腹部充实，左下腹触及抵抗感，或有压痛，头痛昏晕，失眠，烦躁，动悸，舌质黯或有紫点者。

　　【适用人群】体格比较健壮，面色多红，或潮红，或黯红，或发青，或面部皮肤粗糙，或鼻翼毛细血管扩张，眼圈发黑，唇色黯红，舌质黯紫或黯淡，舌边紫色或舌底静脉怒张等；皮肤干燥易起鳞屑，特别是下肢皮肤更为明显；或小腿易抽筋，静脉曲张，不能久行，或下肢浮肿；或独脚肿，或下肢肌肉有紧绷感，或下肢皮肤色黯，发黑；膝盖以下发凉，易生冻疮，足底皲裂或有鸡眼；腹部大体充实，尤其是小腹部，有的患者脐两侧，尤以左侧、下腹更为充实，触之有抵抗感或压痛。患者易有便秘、腰痛、腿疼、痔疮、阑尾炎、盆腔炎、前列腺肥大等病症。易头痛、失眠、烦躁、发怒、情绪激动；易头昏、记忆力下降、思维迟钝、语言謇涩等。

【适用病症】以下病症符合上述人群特征者，可以考虑使用本方：

（1）以月经淋漓不尽为表现的妇科疾病，如产后恶露不尽、胎盘残留、子宫内膜增生症。

（2）以腹痛为表现的妇科疾病，如痛经、子宫内膜异位症、子宫腺肌病、慢性盆腔炎、慢性附件炎等。

（3）以肿块、闭经为表现的妇科疾病，如卵巢囊肿、纳氏囊肿、子宫肌瘤、多囊卵巢综合征、卵巢早衰等。

（4）以胸闷气喘为表现的疾病，如支气管哮喘、慢性阻塞性肺疾病（COPD）、肺动脉高压症、胸膜炎、胸腔积液等。

（5）以血液黏稠为特征的疾病，如糖尿病、高血压病、高脂血症、脑梗死、心肌梗死、下肢深静脉血栓、经济舱综合征等。

（6）以便秘为表现的肾病，如急慢性肾功能不全、慢性肾病、糖尿病肾病、痛风等。

（7）伴有便秘、腰痛的肛肠病，如痔疮、肛裂、习惯性便秘等。

（8）以局部紫黯为表现的面部慢性感染性疾病，如痤疮、酒渣鼻、麦粒肿、毛囊炎等。

（9）以皮肤干燥脱屑为特征的疾病，如银屑病、脱发。

（10）以腰腿痛、行走困难为表现的骨关节疾病，如腰椎间盘突出症、坐骨神经痛、骨关节炎等。

（11）以腰痛、便秘为表现的男科疾病，如前列腺肥大、精索静脉曲张、阳痿等。

（12）以下肢疼痛、浮肿、溃疡为表现的疾病，如糖尿病足、下肢溃疡、静脉曲张等。

【加减与合方】

（1）便秘、腹痛、月经不畅，加制大黄10g，怀牛膝30g。

（2）腰腿痛、便秘者，加怀牛膝30g。

（3）胸闷痛、短气，加枳壳20g，陈皮20g，生姜20g。

（4）腰痛、腹痛、痛风者，加大黄10g，附子10g，细辛5g。

（5）腹痛、四肢冷者，合四逆散。

（6）唇黯红、牙龈出血、口腔溃疡，合三黄泻心汤。

（7）糖尿病、高血压病、肢体麻木疼痛者，合黄芪桂枝五物汤。

（8）进食后腹胀、嗳气、反流、心下按之满痛者，合大柴胡汤。

【注意事项】

（1）月经过多或凝血功能障碍者慎用或忌用。

（2）同时服用华法林钠片、阿司匹林等抗凝剂者宜减少本方的服用量。

（3）部分患者药后可出现腹泻。

（4）孕妇慎用或忌用。

ⓜ桂枝芍药知母汤

古代历节病的专方。有散寒止痛的功效，适用于以关节肿大疼痛为特征的关节病。

【经典配方】桂枝四两，芍药三两，甘草二两，麻黄二两，生姜五两，白术五两，知母四两，防风四两，附子二枚（炮）。上九味，以水七升，煮取二升。温服七合，日三服。(《金匮要略》)

【经典方证】诸肢节疼痛，身体魁羸，脚肿如脱，头眩短气，温温欲吐。（五）

【推荐处方】桂枝20g，白芍15g，甘草10g，麻黄10g，生姜25g，白术25g，知母20g，防风15g，制附子10～30g。以水1200mL，附子先煎30～60分钟，后入他药，煮取汤液300mL，分2～3次温服。

【方证提要】关节肿痛剧烈难忍者。

【适用人群】面色黄黯无光泽，身体虚寒怕冷，关节肿大变形，疼痛剧烈，甚至浮肿，行走困难。

【适用病症】以下病症符合上述人群特征者，可以考虑使用本方：

（1）以关节肿痛为表现的疾病，如风湿热、亚急性变应性败血症、类风湿关节炎、强直性脊柱炎、红斑狼疮、紫癜肾、干燥综合征、关节型银屑病。

（2）骨关节及其周围组织疾病，如增生性骨关节病（骨关节炎、骨质增生）、肩周炎、腱鞘炎、腰椎间盘突出、坐骨神经痛、梨状肌综合征、股骨头坏死、膝关节滑膜炎、膝关节积液、颞下颌关节紊乱综合征、痛风等。

【加减与合方】

（1）关节疼痛剧烈、不能屈伸者，去附片加制川乌10～15g，制草乌10～15g，北细辛10g，三药先煎一小时，同时知母需加量至30g以上。

（2）下肢关节肿痛，加怀牛膝15g，薏苡仁30g。

（3）疼痛剧烈伴有关节畸形者，可加全蝎5g，蜈蚣10g。

【注意事项】

（1）心功能不全者慎用。

（2）关节肿痛发红而有灼热感，身体无畏寒怕冷、尿赤便干、烦躁亢奋、舌红脉滑属热痹者慎用。

（3）如用附子或乌头，必须先煎解毒。

HUANGHUANG JINGFANG
SHIYONG SHOUCE

Ⓞ③④ 黄连解毒汤

　　古代热病的常用方，传统的清热泻火方。具有抑菌、抗内毒素、抗炎、解热、降糖、降脂、降压、改善胰岛素抵抗、抑制胃酸分泌、催眠、改善脑缺血等作用，适用于以神昏错语、烦躁失眠、心悸、舌红口燥、脉滑数等为特征的疾病。

　　【经典配方】黄连三两，黄芩、黄柏各二两，栀子十四枚（擘）。上四味，切，以水六升，煮取二升，分二服。(《外台秘要》)

　　【经典方证】时疾三日已汗解，因饮酒复剧，苦烦闷干呕，口燥呻吟，错语不得卧。(《外台秘要》)伤寒时气温病，若已六七日，热极，心下烦闷，狂言见鬼，欲起走。(《肘后方》)

　　【推荐处方】黄连5～15g，黄芩10g，黄柏10g，山栀子15g。以水600mL，煮取汤液200mL，分2次温服。汤液色橙红，味苦。

　　【方证提要】身大热，胸闷，烦躁，不得眠，神昏谵语，口干舌燥者。

　　【适用人群】体格较强健，面色潮红或红黑，有油光，目睛充血或多眵，口唇黯红或紫红，舌质黯红，质坚敛苍老，舌体转动不灵活或僵硬，舌苔多见黄或黄腻，脉象多滑利或数；易焦虑或抑郁，易失眠多梦，易头昏头痛，记忆力减退，注意力不集中等；平时喜凉恶热，喜凉饮，多汗，皮肤常有疮疖，易于腹泻便黏，小便黄短，易发口腔溃疡，咽痛，口干口苦，男性多有足癣，女性多有黄带。

【适用病症】以下病症符合上述人群特征者，可以考虑使用本方：

（1）急性传染病及急性感染性疾病过程中的中毒性脑病。

（2）以烦躁、头痛、失眠为表现的疾病，如原发性高血压病、脑出血、脑血管性痴呆、蛛网膜下腔出血、高纤维蛋白原血症、高黏血症、精神分裂症、焦虑症。

（3）感染性疾病，如急性肝炎、急性胃肠炎、菌痢等。

（4）化脓性皮肤病，如毛囊炎、湿疹、皮炎、脓疱疮、各种真菌感染、性病、疖、丹毒、痤疮、化脓性关节炎、掌足脓疱病等。

（5）自身免疫性疾病，如类风湿性关节炎、血小板减少性紫癜等。

（6）口腔黏膜病，如牙周炎、扁平苔藓、白塞病等。

（7）以出血为表现的疾病，如血友病、血小板减少症等。

（8）妇科疾病，如盆腔炎、痛经、月经过多、子宫肌瘤、子宫腺肌病等。

【加减与合方】

（1）出血便秘者，加大黄 10g。

（2）口腔溃疡，加生甘草 20g。

（3）皮肤发红发干、脱皮屑者，合四物汤。

【注意事项】

（1）平素精神萎靡、喜热畏冷者，贫血者，食欲不振者，肝肾功能不全者，均宜慎用。

（2）误用或过用，可以出现眼圈发青、脸色发黯、食欲不振、腹泻等。

⓪㉟ 黄连汤

古代治疗寒热夹杂呕吐的专方。有清上温下、和胃降逆的功效，具有降低血糖、控制异常心律、促进胃排空、镇静等作用，适用于腹痛呕吐者。

【经典配方】黄连三两，甘草三两（炙），干姜三两，桂枝三两（去皮），人参二两，半夏半升（洗），大枣十二枚（擘）。上七味，以水一斗，煮取六升，去滓。温服，昼三夜二。

【经典方证】伤寒，胸中有热，胃中有邪气，腹中痛，欲呕吐者。（173）

【推荐处方】黄连5～15g，肉桂10～15g，党参15g或人参10g，姜半夏15g，甘草5～15g，干姜15g，红枣20g。以水1000mL，煮取汤液300mL，分2～5次温服。

【方证提要】腹中痛，欲呕吐，心烦失眠者。

【适用人群】体形偏瘦或消瘦，肤色黄黯无光泽，唇舌黯淡，或舌黯红而苔白厚；腹部多扁平，腹肌菲薄而缺乏弹性，按压后不适或疼痛；有明显的消化道症状，如腹痛、呕吐，大多伴有烦躁、心悸、自汗、失眠等。

【适用病症】以下病症符合上述人群特征者，可以考虑使用本方：

（1）以腹痛、腹泻为表现的疾病，如慢性菌痢、肠结核、克罗恩病、溃疡性结肠炎、菌群失调、肠易激综合征、胆囊炎腹泻、功能性腹泻、糖尿病腹泻、药源性腹泻等。

（2）以呕吐为表现的消化道疾病，如急性胃肠炎、食物中毒、饮酒过量、某些化学物品及药物刺激、急性胃扩张、幽门梗阻、胃潴留、糖尿病性胃轻瘫、反流性食管炎、胃部黏膜脱垂症、十二指肠梗阻等。

（3）以失眠为表现的疾病，如神经症、早泄、阳痿、焦虑症、抑郁症等。

（4）以心悸为表现的疾病，如心肌炎、心律不齐等。

【加减与合方】

（1）食欲不振而舌淡红者，肉桂用量大于黄连。

（2）心烦而脉滑者，黄连用量大于肉桂。

【注意事项】呕吐严重者，本方可少量频服。

ⓉⓉⒻ 黄连阿胶汤

古代的除烦止血方，传统的滋阴清热泻火方。具有抗焦虑、抗菌、止血、安胎等作用，适用于以心烦不得眠、心下痞、腹痛、舌红、便血、崩漏为特征的疾病。

【经典配方】黄连四两，黄芩二两，芍药二两，鸡子黄二枚，阿胶三两。上五味，以水六升，先煮三物，取二升，去滓，内胶烊尽，小冷，内鸡子黄，搅令相得。温服七合，日三服。(《伤寒论》)

【经典方证】少阴病，得之二三日以上，心中烦，不得卧。（303）

【推荐处方】黄连5～20g，黄芩15g，白芍15g，阿胶15g，鸡子黄2枚。以水600mL，煮取汤液200mL，去药渣，化入阿胶，稍冷，入鸡蛋黄，搅和，分2～3次温服。

【方证提要】心中烦，不得卧，或便血，或久痢脓血，或崩漏，或腹痛如绞，唇红舌绛者。

【适用人群】形体中等，皮肤白皙或面色潮红，昔润今糙，唇红、舌红、目红、肌肉较坚紧；失眠多梦，身热，心悸或心动过速，脉数，心下痞；易皮下紫癜、或鼻衄，易腹痛、便血；女性多月经提前，经间期出血，血色多鲜红而质地黏稠，或有血块；舌质多深红如火呈草莓样，或伴有口腔黏膜的糜烂、破溃，舌面干而少津，或呈镜面舌或花剥苔，舌体硬。

【适用病症】以下病症符合上述人群特征者，可以考虑使用本方：

（1）以烦躁、失眠为表现的疾病，如热性病后期出现的烦躁失眠、焦虑症、抑郁症、心律不齐等。

（2）以出血为表现的疾病，如先兆流产、月经过多、功能失调性子宫出血、痢疾、肠伤寒、溃疡性结肠炎、血小板减少性紫癜等。

（3）以皮损发红干燥为特征的皮肤病，如湿疹、红斑、皲裂等。

（4）以口干为表现的疾病，如糖尿病、口腔溃疡等。

【注意事项】

（1）本方黄连的用量较大，不宜长期服用，症状缓解后即应减量。食欲不振者慎用。

（2）如鸡蛋黄不搅入汤液，也可另食用溏心鸡蛋1～2枚。

⓸㊆ 黄芩汤

古代的热利专方，传统的清热止血止痛方。具有解痉止痛、抑菌、抗炎及免疫调节等作用，适用于以腹痛、下利、出血而脉数为特征的疾病。

【经典配方】黄芩三两，芍药二两，甘草二两（炙），大枣十二枚（擘）。上四味，以水一斗，煮取三升，去滓。温服一升，日再夜一服。(《伤寒论》)

【经典方证】太阳与少阳合病，自下利者。（172）

【推荐处方】黄芩15g，白芍10~30g，生甘草10g，红枣20g，以水900mL，煮取汤液300mL，分2~3次温服。

【经典方证】腹泻而舌红脉数者。

【适用人群】体型中等偏瘦，肌肉较坚紧。食欲旺盛的年轻人多见。唇红如妆，或干燥脱皮，或肿痛。舌红，眼睑深红，咽喉红，易扁桃体肿大，牙龈红，易齿衄。脉滑数，心跳快，腹部皮肤较热，易腹痛腹泻，大便黏臭挂盆，肛门灼热，或便秘肛裂。月经先期，经血多鲜红而质地黏稠，或崩或漏，或痛经，多有子宫肌瘤、子宫腺肌病等。

【适用病症】以下病症符合上述人群特征者，可以考虑使用本方：

（1）以腹泻为表现的疾病，如痢疾、急性肠炎、溃疡性结肠炎、直肠炎等。

（2）以子宫出血为表现的妇科病，如子宫内膜炎、盆腔炎、附件炎、月经过多、先兆流产等。

（3）以腹痛为表现的疾病，如痛经、子宫内膜异位症、肠易激综合征、肠痉挛、腹型过敏性紫癜、细菌性痢疾、肛裂、痔疮等。

（4）以关节痛为表现的疾病，如颈椎病、腰椎间盘突出、腰椎间盘手术后感染、腰肌纤维炎、椎间隙炎、类风湿性关节炎、强直性脊椎炎等。

【加减与合方】

（1）腹痛拒按者，加制大黄10g。

（2）腹泻、烦热者，加黄连5g。

（3）出血多者，加阿胶10g，生地黄30g。

（4）呕吐者，加姜半夏15g，生姜20g。

（5）月经量少，皮肤干黄者，加当归10g。

（6）关节肿痛，或带下黄，加黄柏10g。

（7）发热不退，或皮肤过敏，或怕冷怕风，加柴胡20g。

【注意事项】

（1）本方宜加不宜减。

（2）长时间服用本方，可采用小剂量间断性服法，比如每天半剂，或隔天服用，或每周服用3～5天。

（3）大便腹泻严重者停用。食欲不振，肝功能异常者停用。脸色发青、眼圈发黑者停用。

⓪³⁸ 黄芪桂枝五物汤

古代血痹病的专方，传统的补气活血方。具有改善心脑供血及微循环、增强免疫等作用，主治以肢体麻木、自汗而浮肿为特征的慢性疾病。

【经典配方】黄芪三两，桂枝三两，芍药三两，生姜六两，大枣十二枚。上五味，以水六升，煮取二升。温服七合，日三服。(《金匮要略》)

【经典方证】问曰：血痹病从何得之？师曰：夫尊荣人，骨弱肌肤盛，重因疲劳汗出，卧不时动摇，加被微风，遂得之。(六)

血痹，阴阳俱微，寸口关上微，尺中小紧，外证身体不仁，如风痹状。(六)

【推荐处方】生黄芪 30 ~ 60g，桂枝 15g，赤芍 15g，生姜 30g，红枣 20g。以水 900mL，煮取汤液 300mL，分 2 ~ 3 次温服。

【方证提要】肌肉松软、乏力，肢体无力、沉重，关节麻木、疼痛，肢体浮肿，自汗，舌质黯淡，脉微、涩、紧者。

【适用人群】体形多偏胖，肌肉松弛，皮肤缺乏弹性，较湿润，面色缺失光泽，黄黯或黯红，舌胖大紫黯，唇黯，四肢末端紫黯，指甲多黄厚；腹部大而松软，肚脐深陷，按之无抵抗感及痛胀感，食欲旺盛；下肢多有浮肿，局部皮肤干燥或发黯，四肢易麻木；容易乏力、头晕、气短、多汗，运动后加重；心脑血管疾病多见，中老年人多见。

【适用病症】以下病症符合上述人群特征者，可以考虑使用本方：

（1）以肢体麻木为表现的疾病，如糖尿病、冠心病心绞痛、高血压病、脑梗死、中风后遗症、颈椎病、椎－基底动脉供血不足、末梢神经炎、糖尿病性周围神经炎等。

（2）以关节疼痛为表现的疾病，如腰椎间盘突出症、颈椎病、骨质增生、肩周炎、坐骨神经痛、变形性关节炎。

（3）以浮肿为表现的疾病，如肥胖症、高脂血症、慢性肾炎、肾病综合征、肾功能不全、尿毒症、贫血等。

【加减与合方】

（1）下肢疼痛、麻木者，加怀牛膝15g。

（2）高血压病、冠心病、脑梗死伴头昏头痛、胸闷痛者，加葛根30g，川芎15g。

（3）糖尿病肾病等见脸红、小腹压痛、小腿皮肤干燥等瘀血证者，合桂枝茯苓丸。

【注意事项】

（1）体瘦、腹胀、舌苔厚腻者慎用。

（2）误用黄芪或过量使用可以导致烦躁、胸闷、腹胀、食欲下降等。

J

039 桔梗汤

古代的咽喉病专方。有抗炎、稀释痰液的作用，适用于咽痛、咽喉干为特征的疾病。

【**经典配方**】桔梗一两，甘草二两。上二味，以水三升，煮取一升，去滓，分温再服。(《伤寒论》)

【**经典方证**】咽痛者。(311)

【**推荐处方**】桔梗 10g，生甘草 20g。以水 600mL，煮取汤液 300mL，分 2～3 次温服。

【**适用病症**】急慢性咽炎、扁桃体炎、喉炎、失音、支气管炎等。

【**加减与合方**】

(1) 失音者，加姜半夏 15g。

(2) 咽痛而不肿不红者，加桂枝 15g。

(3) 扁桃体肿大者，加连翘 30g，生石膏 30g，柴胡 15g。

(4) 消瘦、咽喉干燥感者，加玄参 20g，麦冬 20g。

【**注意事项**】无咽痛、咽干者慎用。

⑳⓪ 荆芥连翘汤

近代日本汉方流派一贯堂医学的经验方，是青年人腺病体质的调理方。有散风理气和血、泻火解毒的功效，适用于以红、肿、热、痛为特征的头面部炎性疾病和热性体质的调理。

【原书配方】荆芥、连翘、甘草、薄荷、黄连、黄芩、黄柏、山栀子、生地黄、当归、川芎、赤芍、防风、枳壳（实）各1.5g，柴胡、桔梗、白芷各2g。水煎，每日三服。（矢数道明《新版汉方后世要方解说》）

【原书方证】多用于青年期腺病体质所发的疾病。一般肤色浅黑色，有光泽，手足心多油汗，好发鼻炎、扁桃体炎、中耳炎、慢性副鼻窦炎，以及肺结核早期、面部毛囊炎、鼻衄等。其人腹肌和脉象多紧张。

【推荐处方】荆芥15g，连翘30g，防风15g，柴胡15g，桔梗10g，白芷10g，枳壳10g，生甘草5g，薄荷5g，黄连5g，黄芩10g，黄柏10g，山栀子10g，生地黄15g，当归10g，川芎10g，白芍10g。以水1500mL，煮取汤液300mL，分2～3次饭后温服或每剂服用2～3天。

【方证提要】头面部红肿热痛，或皮肤红肿、瘙痒异常者。

【适用人群】青年人多见，形体中等或偏瘦，面色潮红或红黑，或浅黑色，也有白里透红者，有油光，头发乌黑油亮，唇红饱满，咽喉充血，舌红；胸胁部有抵抗感或压痛，腹肌较紧张，容易烦躁、焦虑或抑郁，容易失眠或嗜睡、头痛头昏、乏力怕冷等，入冬则手足易冷，入夏则手心热；易患痤疮、咽痛、扁桃体肿大、鼻塞流浊涕、疱疹、口腔溃疡、牙龈出血、鼻衄、耳聋耳鸣、淋巴结肿大、皮肤瘙痒、晨僵等病症；女性多月经周期短，量中等偏多，黏稠有血块，带下黄，痛经，易患宫颈炎、宫颈糜烂、阴道炎等妇科炎症，男子多见汗多汗臭、脚癣。

【适用病症】以下病症符合上述人群特征者可以考虑使用本方：

（1）以局部红肿热痛为表现的疾病，如痤疮、荨麻疹、毛囊炎、湿疹、皮炎、多形性红斑、口腔溃疡。

（2）头面部的化脓性炎症，如急慢性中耳炎、酒渣鼻、急慢性上颌窦化脓、鼻炎、鼻窦炎、急慢性扁桃体炎。

（3）肺部的感染性疾病，如肺结核、支气管扩张、肺炎。

（4）风湿免疫性疾病，如硬皮病、干燥综合征、类风湿性关节炎、系统性红斑狼疮。

（5）妇科的炎症和出血，如盆腔炎、附件炎、宫颈糜烂、月经过多、子宫肌瘤、免疫性不孕等。

（6）淋巴结肿大性疾病，如淋巴结炎、肿瘤淋巴结转移等。

【注意事项】

（1）本方苦寒，食欲不振者及年老体弱、脸色发青、眼圈发黑者慎用。

（2）本方可能导致肝损害，故肝功能异常者忌用；使用本方2个月以上时，应检查肝功能。

（3）本方不宜长期大剂量服用，症状缓解后，可逐步减量。

（4）少数患者服用本方有胃部不适感，可减量并饭后服用。

041 胶艾汤

本方是古代治疗妊娠出血的专方。有止血安胎的功效，适用于妊娠腹痛下血者，也可以用于治疗崩漏。本方又名芎归胶艾汤、胶艾四物汤。

【经典配方】 芎䓖、阿胶、甘草各二两，艾叶、当归各三两，芍药四两，干地黄四两。上七味，以水五升，清酒三升，合煮，取三升，去滓，内胶，令消尽。温服一升，日三服。不差更作。(《金匮要略》)

【经典方证】 妇人有漏下者，有半产后因续下血都不绝者，有妊娠下血者。(二十) 妊娠腹中痛。(二十) 疗妊娠二三月上至七八月，顿仆失踞，胎动不安，伤损腰腹痛欲死，若有所见；及胎奔上抢心，短气。(《外台秘要》)

【推荐处方】 川芎10g，阿胶10g，甘草10g，艾叶15g，当归15g，白芍20g，干地黄20g。以水800mL，或水500mL加米酒300mL，煮取汤液300mL，去滓，化入阿胶，分2～3次服用。

【方证提要】 妊娠腹痛、下血者。

【适用人群】 面黄贫血貌，皮肤干燥，缺乏光泽；头晕、心悸、失眠、怕冷；腹痛，连及腰背，腹部软弱无力；出血断续而下，黯淡如水；脉细、唇舌淡白者。

【适用病症】以下病症符合上述人群特征者可以考虑使用本方：

（1）以妊娠出血为表现的疾病，如先兆流产、习惯性流产、胎动不安等。

（2）以阴道不规则出血为表现的疾病，如功能性子宫出血、宫颈破裂出血、产后恶露不绝、人工流产后出血等。

（3）其他出血性疾病，如血小板减少性紫癜、尿血、便血等。

【加减与合方】

（1）血色红、质黏，或血凝如鸡肝者，慎用本方，或加黄芩15g。

（2）唇舌苍白、冷汗淋漓、脉微弱者，加红参10g，制附子10g。

（3）舌苔白、腹冷痛者，加炮姜10g。

L

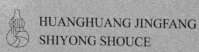

HUANGHUANG JINGFANG
SHIYONG SHOUCE

⓸ 理中汤

古代治疗霍乱、胸痹等病的常用方。有温中驱寒的功效，适用于以吐利、食不化、心下痞硬、口不干渴、喜唾为特征的疾病。

【经典配方】人参、干姜、甘草（炙）、白术各三两。上四味，捣筛，蜜和为丸，如鸡子黄许大。以沸汤数合，和一丸，研碎，温服之，日三四、夜二服；腹中未热，益至三四丸，然不及汤。汤法：以四物依两数切，用水八升，煮取三升，去滓，温服一升，日三服。服汤后，如食顷，饮热粥一升许，微自温，勿发揭衣被。（《伤寒论》《金匮要略》）

【经典方证】霍乱，头痛，发热，身疼痛。寒多不用水者。（386）大病差后，喜唾，久不了了，胸上有寒。（396）胸痹心中痞，留气结在胸，胸满，胁下逆抢心。（九）

【推荐处方】人参15g，干姜15g，白术15g，炙甘草5g。以水800mL，煮取汤液300mL，分2～3次温服。

【方证提要】畏寒喜温，精神萎靡，腹满腹胀，下利，食欲不振，心下痞硬，或涎唾多而清稀，舌质淡红，苔白或厚或腻者。

【适用人群】消瘦，面色黄，肤色黯，无光泽；畏寒，无渴感，唾、涕、尿、胃酸等分泌物清稀量多；食欲不振、腹胀，大便清稀不臭；舌体胖大，舌苔白或水滑。

【适用病症】以下病症符合上述人群特征者，可以考虑使用本方：

（1）以腹泻为表现的疾病，如慢性胃炎、消化性溃疡、功能性消化不良、化疗后腹泻、小儿秋季腹泻、抗生素腹泻、肠易激综合征、溃疡性结肠炎、慢性菌痢等。

（2）以出血黯淡为特征的出血性疾病，如上消化道出血、过敏性紫癜、血小板减少性紫癜、失血性休克、功能失调性子宫出血等。

（3）以胸闷、气短为特征的疾病，如心绞痛、风湿性心脏病、冠心病、低血压等。

【加减与合方】

（1）心悸、腹痛者，加肉桂 10g。

（2）口疮、腹泻者，加黄连 5g。

（3）脉微弱、精神萎靡者，加附子 10g。

（4）严重消瘦、食欲不振者，可用人参 10g。

【注意事项】

（1）凡是急症吐下，非人参不愈。人参可以用生晒参，也可以用红参。

（2）服用本方后三四日，可能出现浮肿，表示药已中病，可继续服用本方，浮肿可自然消失。（《现代日本汉方处方手

册》)

附：附子理中汤

为理中汤加附子而成，通常附子 10～20g，适用于虚寒腹胀、腹痛、腹泻。其人多见面色黄黯，精神萎靡，食欲不振，脉象无力，舌苔白腻等。也用于出血性疾病，如上消化道出血、子宫出血、皮下出血、鼻衄等。此外，还用于休克或虚脱等。

M

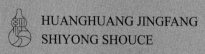

HUANGHUANG JINGFANG
SHIYONG SHOUCE

⓸⓷ 麻黄附子细辛汤

古代的温热性止痛兴奋剂，经典的温经散寒方。具有镇痛、镇静、抗炎、抗变态反应及类似肾上腺素样作用，适用于以精神萎靡、恶寒无汗、身体疼痛、脉沉为特征的疾病。

【经典配方】麻黄二两（去节），细辛二两，附子一枚（炮，去皮，破八片）。上三味，以水一斗，先煮麻黄，减二升，去上沫，内诸药，煮取三升，去滓。温服一升，日三服。（《伤寒论》）

【经典方证】少阴病，始得之，反发热，脉沉者。（301）

【推荐处方】麻黄10g，细辛10g，附子10～20g。以水1000mL，先煎附子30～60分钟，再入他药，开盖煮取汤液300mL，分2～3次温服。

【方证提要】发热恶寒无汗，身疼痛，但欲寐，脉沉者。

【适用人群】面色黄黯，皮肤干燥，畏寒，无汗，脉沉、迟缓或微细；极度疲倦感，如精神萎靡、无精打采，声音低弱；显著的恶寒感，特别是背部发冷，或有口不渴，痰液清稀，小便清长等；多有疼痛，如头痛，或咽痛，或腰痛，或牙痛；诱因如极度疲劳、受凉、过度使用寒凉药物、月经期等。

【适用病症】以下病症符合上述人群特征者，可以考虑使

用本方：

（1）以发热为表现的疾病，如感冒发热、耐药菌感染发热等。

（2）以受寒疲劳为诱因，无汗、面黄为特征的突发性疾病，如暴哑失音、突发性耳聋、暴盲、面瘫、脑干脑炎等。

（3）以疼痛为表现的疾病，如三叉神经痛、偏头痛、脑瘤头痛、坐骨神经痛、腰扭伤、关节痛、牙痛、肾结石造成的肾绞痛、痛经、围绝经期舌痛等。

（4）以心动过缓为表现的疾病，如病态窦房结综合征、心动过缓。

（5）以睡眠障碍为表现的嗜睡与失眠。

（6）以反应迟钝为特征的月经逾期、闭经、便秘等。

（7）以鼻塞为表现的疾病，如过敏性鼻炎。

（8）以震颤抽动为表现的疾病，如多动症、帕金森病等。

【加减与合方】

（1）腰部沉重、神疲乏力者，加干姜 10g，茯苓 15g，白术 15g，甘草 5g。

（2）消瘦、食欲欠佳者，加桂枝 10g，甘草 5g，生姜 10g，红枣 20g，可减毒增效。

【注意事项】

（1）麻黄、附子、细辛均有毒性，但经过煎煮以后，其毒性可减，故本方只能用汤剂，不可用粉末。

（2）本方不宜长期大量使用，一般得效以后，可停服或减少用量。

（3）本方应餐后服用，空腹服用可能出现发汗、无力、心悸等反应。

（4）部分患者服用本方可能出现口唇、舌尖、趾指发麻感，停药后可以恢复。

（5）细辛为马兜铃科植物，含有黄樟醚，对肾脏有一定毒性，肾功能不全者应慎用。

044 麻黄汤

古代伤寒病的主方，经典的辛温解表方。有发汗、解热、平喘、镇咳、兴奋中枢等作用，适用于以无汗而喘或无汗身痛、脉浮有力为特征的疾病。

【经典配方】麻黄三两（去节），桂枝二两（去皮），甘草一两（炙），杏仁七十个（去皮尖）。上四味，以水九升，先煮麻黄，减二升，去上沫，内诸药，煮取二升半，去滓。温服八合。覆取微似汗，不须啜粥，余如桂枝法将息。（《伤寒论》）

【经典方证】太阳病，或已发热，或未发热，必恶寒，体痛，呕逆，脉阴阳俱紧者。（3）太阳病，头痛，发热，身疼，腰痛，骨节疼痛，恶风，无汗而喘者。（35）喘而胸满者。（36）太阳病，脉浮紧，无汗，发热，身疼痛，八九日不解，表证仍在。（46）脉浮者。（51）脉浮而数者。（52）伤寒脉浮紧，不发汗，因致衄者。（55）阳明病，脉浮，无汗而喘者。（235）

【推荐处方】麻黄15g，桂枝10g，生甘草5g，杏仁15g。以水900mL，煮取汤液250mL，分2～3次温服。

【方证提要】无汗发热，头身疼痛或喘，脉浮紧者。

【适用人群】体格壮实，面色黄黯，皮肤干燥而粗糙，无光泽，有浮肿貌；平时无汗或少汗，容易受凉，汗出则舒；易身体疼痛，特别是腰痛或头痛；易胸闷、鼻塞、咳喘等。

【适用病症】 以下病症符合上述人群特征者，可以考虑使用本方：

（1）以发热为表现的疾病，如普通感冒、流行性感冒发热、肺炎、急性乳腺炎初期等。

（2）以运动不遂为表现的疾病，如脑梗死、中风后遗半身不遂、多发性硬化、帕金森病、急性脊神经炎、脊髓膜瘤。

（3）以身体疼痛为表现的疾病，如肩周炎、强直性脊柱炎、坐骨神经痛、关节炎、颈椎病等。

（4）以皮肤干燥、无汗为表现的疾病，如湿疹、荨麻疹、银屑病等。

（5）以浮肿为表现的疾病，如肾炎。

（6）以鼻塞气喘为表现的疾病，如支气管哮喘、鼻炎、花粉症等。

（7）以盆腔器官无力脱垂为表现的疾病，如子宫脱垂、难产、脱肛、痔疮、尿失禁等。

【加减与合方】

（1）肌肉痛、浮肿者，加白术 20g。

（2）关节痛再加附子 15g。

（3）脉弱者，加黄芪 20g。

（4）若汗多、怕热时，再加生石膏 30g。

（5）肌肤甲错者，合桂枝茯苓丸。

【注意事项】

（1）肌肤白多汗者、极度消瘦者、心脏功能不全者、甲状腺机能亢进者、支气管哮喘者、严重贫血者慎用或忌用。

（2）本方可能导致心慌出汗，应避免空腹服用，不宜与咖啡、浓茶共饮。

（3）本方服用后可能导致睡眠困难或易醒，停药后可恢复。

⑩⑤ 麻黄杏仁石膏甘草汤

古代的清热平喘方。有退热、平喘、止汗、抗变态反应等作用，适用于以汗出而喘、口渴烦躁为特征的疾病。

【经典配方】麻黄四两（去节），杏仁五十个（去皮尖），甘草二两（炙），石膏半斤（碎，绵裹）。上四味，以水七升，煮麻黄，减二升，去上沫，内诸药，煮取二升去滓，温服一升。（《伤寒论》）

【经典方证】汗出而喘，无大热者。（63）

【推荐处方】生麻黄 15g，杏仁 15g，生甘草 10g，生石膏 30g。以水 700mL，煮取汤液 200mL，分 2 ~ 3 次温服。

【方证提要】汗出而喘，或鼻塞，或肤痒，痰唾黏稠，面目浮肿者。

【适用人群】体格壮实，毛发黑亮浓密，皮肤大多比较粗糙，但咳喘时可以出汗，面部或眼睑可见轻度浮肿貌；好动怕热，口渴，喜冷饮及水果，痰液鼻涕多黏稠，口干口苦等；易咽痛鼻塞，易咳喘，易皮肤起红疹瘙痒。

【适用病症】以下病症符合上述人群特征者，可以考虑使用本方：

（1）以发热、咳嗽、气喘为表现的疾病，如流行性感冒、大叶性肺炎、支原体肺炎、病毒性肺炎、麻疹性肺炎、支气管肺炎、支气管炎、支气管哮喘等。

（2）以鼻塞为表现的疾病，如花粉症、鼻窦炎、鼻衄。

（3）以红、肿、痛、羞明、流泪明显，或有头痛发热的眼科疾病，如霰粒肿、角膜炎、结膜炎、角膜溃疡、结膜囊肿、泪囊炎等。

（4）以瘙痒遇热加重为表现的皮肤病，如异位性皮炎、银屑病、接触性皮炎、荨麻疹、玫瑰糠疹、痤疮。

（5）体格壮实者患肛肠盆腔疾病，如痔疮、肛瘘、遗尿、尿潴留等。

【加减与合方】

（1）咽痛者，加桔梗 10g，姜半夏 10g。

（2）胸窒闷、烦躁失眠者，加连翘 30g，黄芩 10g，山栀 10g。

（3）大便不通、舌苔厚者，加大黄 10g。

（4）腹胀者，合栀子厚朴汤。

（5）咳喘、痰黄、肺部感染者，合小陷胸汤。

【注意事项】

（1）小儿佝偻病、心脏病患者慎用。

（2）部分患儿可出现出汗过多、烦躁等，可减少麻黄用量。

⓪⁴⁶ 麻黄连翘赤小豆汤

古代的清热利湿方。适用于以发热、浮肿、身体瘙痒或发黄为特征的疾病。

【经典配方】麻黄二两（去节）、连轺二两（连翘根是），杏仁四十个（去皮尖），赤小豆一升，大枣十二枚（擘），生梓白皮一升（切），生姜二两（切），甘草二两（炙）。上八味，以潦水一斗，先煮麻黄再沸，去上沫。内诸药，煮取三升，去滓。分温三服，半日服尽。（《伤寒论》）

【经典方证】伤寒，热瘀在里，身必黄。（262）

【推荐处方】生麻黄10g，连翘30g，杏仁15g，赤小豆30g，桑白皮15g，生甘草5g，生姜15g，红枣15g。以水1000mL，煮取汤液300mL，分2～3次温服。

【方证提要】疥癣内陷，一身瘙痒，发热肿胀者。

【适用人群】体格壮实，面红发热，皮肤瘙痒或渗液黏稠发黄，浮肿者。

【适用病症】以下病症符合上述人群特征者，可以考虑使用本方：

（1）以皮肤瘙痒、水疱、糜烂、渗出等为表现的皮肤科疾病，如荨麻疹、急性湿疹、脂溢性皮炎、寻常性痤疮、水痘、玫瑰糠疹、病毒性疱疹、过敏性皮炎、汗腺闭塞症、皮肤瘙痒症、狐臭等。

（2）以发热、水肿为表现的泌尿系疾病，如急慢性肾小球肾炎、紫癜性肾炎、肾盂肾炎、膀胱炎等。

（3）以黄疸为表现的疾病，如病毒性肝炎、肝硬化腹水、术后黄疸、胰头癌、妊娠期黄疸等。

【加减与合方】

（1）渗液黏稠发黄者，加黄柏 10g，栀子 15g。

（2）发热多汗者，加生石膏 20g。

【注意事项】 生梓白皮现多不用，可用桑白皮代之。

047 麦门冬汤

古代的滋补性降逆剂。具有止咳、止呕、增进食欲、补充营养的作用，适用于以咳逆上气、干呕、食欲不振、咽喉不利而羸瘦者。

【**经典配方**】麦门冬七升，半夏一升，人参二两，甘草二两，粳米三合，大枣十二枚。上六味，以水一斗二升，煮取六升。温服一升，日三夜一服。(《金匮要略》)

【**经典方证**】大逆上气，咽喉不利。（七）

【**推荐处方**】麦门冬30～70g，姜半夏10g，人参10g，生甘草10g，粳米30g或山药30g，红枣20g，以水1000mL，煮取汤液500mL，分2～4次温服。

【**方证提要**】吞咽、呼吸、发音困难而极度消瘦者。

【**适用人群**】患者大多肌肉萎缩，皮肤干枯而缺乏弹性，舌体颤动萎缩；恶心呕吐，食欲不振，进食困难，口干舌燥，声音嘶哑，吐词不清，大便秘结等。

【**适用病症**】以下病症符合上述人群特征者，可以考虑使用本方：

（1）以进食困难、极度消瘦为表现的疾病，如高龄老人消瘦不能进食、恶性肿瘤中晚期等，特别是晚期的胃癌、食道癌、鼻咽癌、肺癌、口腔癌、喉癌等。

（2）以咳嗽气喘为表现的疾病，如慢性咽炎、百日咳、支气管扩张症、肺炎、肺结核、肺不张、急慢性支气管炎、支气管哮喘等。

（3）以肌肉萎缩为表现的疾病，如肌萎缩、肌营养不良、帕金森病、老年性肌肉萎缩等。

【加减与合方】

（1）心悸动者，加龙骨 15g，牡蛎 15g。

（2）心律不齐、贫血者，合炙甘草汤。

【注意事项】

（1）本方可煮粥食用，适用于老人以及食欲不振的患者。

（2）吞咽困难者，本方煎煮液可少量多次服用。

P

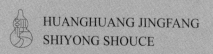

048 排脓散

古代外科疮痈病方。现代的排痰剂，主治以痰黏稠难咯为特征的疾病。并有解痉止痛功效，可用于腹痛类疾病。

【经典配方】枳实十六枚，芍药六分，桔梗二分。上三味，杵为散，取鸡子黄一枚，以药散与鸡子黄相等，揉和令相得。饮和服之，日一服。(《金匮要略》)

【推荐处方】枳实2g，白芍2g，桔梗1g。按以上比例研细粉，用1枚蛋黄与之混合后，用米汤或酸奶调服，每次3～6g，每日3次。或每次20g，用开水泡服当茶饮。

【适用病症】支气管哮喘、支气管炎、肺气肿、肺脓疡、胃痛、腹痛、消化不良、便秘等。

【注意事项】贫血、食欲不振、腹泻者慎用。

S

HUANGHUANG JINGFANG
SHIYONG SHOUCE

049 四逆散

古代治疗四肢冷的专方，经典的理气方。能缓解心理压力所致的躯体症状，并有抗抑郁、催眠、调整胃肠道功能、改善微循环等作用，适用于以四肢冷、胸胁苦满、腹痛为特征的疾病。

【经典配方】柴胡、芍药、枳实（破，水渍，炙干）、甘草（炙）。上四味，各十分，捣筛。白饮和服方寸匕，日三服。（《伤寒论》）

【经典方证】少阴病，四逆，其人或咳，或悸，或小便不利，或腹中痛，或泄利下重者。（318）

【推荐处方】柴胡15g，白芍15g，枳壳15g，生甘草5g。以水600mL，煮取汤液300mL，分2~3次温服。可将上药等分研细末，米粥或酸奶或红酒等调服，每服5g，每日2次。

【方证提要】四肢冰凉，胸胁苦满，腹中痛，脉弦者。

【适用人群】体形中等偏瘦，脸部棱角分明，面色黄或青白，表情紧张或眉头紧皱，烦躁面容；上腹部及两胁下腹肌比较紧张，按之比较硬，不按不痛，一按即痛；四肢冷，紧张和疼痛时更明显，并可伴有手心汗多，血压多偏低；或有腹痛、头痛、胸痛；或经前乳房胀痛；或有肌肉痉挛的脚抽筋、呃逆、便秘、尿频、磨牙等；脉多弦滑或弦细；青年多见，以青年女性尤为多见。

【适用病症】以下病症符合上述人群特征者，可以考虑使用本方：

（1）以腹痛、腹胀为表现的疾病，如胆囊炎、胆石症、胃炎、胃及十二指肠溃疡、肠易激综合征、泌尿道结石急性发作、胃下垂、消化不良等。

（2）以肌肉痉挛为特征的疾病，如顽固性呃逆、腓肠肌痉挛、女性急迫性尿失禁、神经性头痛等。

（3）以紧张不安为表现的疾病，如经前期紧张综合征、心因性阳痿、胃神经症、心脏神经症、神经性皮炎、不安腿综合征等。

（4）以胸闷、胸痛为表现的疾病，如冠心病、急性乳腺炎、肋间神经痛、肋软骨炎等。

【加减与合方】

（1）顽固性的头痛、失眠、胸痛、呃逆、磨牙、便秘、舌紫黯者，加当归 10g，川芎 15g，桃仁 10g，红花 5g。

（2）泌尿道结石伴有症状者，合猪苓汤。

（3）咽喉异物感、腹胀者，合半夏厚朴汤。

【注意事项】

（1）本方过量使用时，可有疲乏无力感。

（2）部分患者服药后有轻度腹泻。

（3）四肢冷、面色苍白、精神萎靡、脉沉者慎用。

050 四逆汤

古代霍乱病急救方，经典的回阳救逆剂。具有强心、升压、抗休克作用，适用于以下利清谷、四肢厥冷、脉微欲绝为特征的急危重症。

【经典配方】附子一枚（生用，去皮，破八片），甘草二两（炙），干姜一两半。上三味，以水三升，煮取一升二合，去滓。分温再服。强人可大附子一枚，干姜三两。《伤寒论》

【经典方证】下利清谷不止，身疼痛者。（91）病发热，头痛，脉反沉，若不差，身体疼痛。（92）脉浮而迟，表热里寒，下利清谷者。（225）少阴病，脉沉者。（323）少阴病……若膈上有寒饮，干呕者。（324）大汗出，热不去，内拘急，四肢疼，又下利厥逆而恶寒者。（353）大汗，若大下利而厥冷者。（354）下利腹胀满，身体疼痛者。（372）吐利，汗出，发热，恶寒，四肢拘急，手足厥冷者。（388）既吐且利，小便复利而大汗出，下利清谷，内寒外热，脉微欲绝者。（389）

【推荐处方】制附子 15 ~ 30g，炙甘草 10g，干姜 10g。以水 600 ~ 800mL，先煎附子 30 ~ 60 分钟，再入他药，煮取汤液 200mL，分 2 ~ 3 次温服。

【方证提要】脉微欲绝，四肢厥逆而恶寒，下利清谷不止，腹胀满者。

【适用人群】面色多晦黯、苍白或黯黄，精神萎靡，面带倦容，目睛无神，眼泡易浮肿，唇色黯淡干枯；肌肉松软，按之无力，皮肤多干燥，缺乏光泽；舌质淡胖而黯，多有齿痕，舌苔白厚，或黑润，或白滑；平时畏寒喜暖，四肢常冷，尤其下半身冷为著，易疲倦，好静恶动；大便常稀溏不成形，小便清长，口不干渴，或渴不多饮，或喜热饮等；脉沉细微。

【适用病症】以下病症符合上述人群特征者，可以考虑使用本方：

（1）各种休克，如失血性休克、心源性休克等。

（2）心功能不全或衰竭者。

（3）肾功能不全者，如慢性肾炎、尿毒症等。

（4）肝功能不全者，如慢性肝炎、肝硬化腹水等。

（5）腹泻不止导致脉沉者，如急性胃肠炎、霍乱、慢性腹泻等。

【加减与合方】

（1）黄疸晦黯，加茵陈蒿 30g。

（2）心功能不全、心悸、舌黯者，加肉桂 10g。

（3）呕吐、腹泻、食欲不振、脱水者，加人参 10g。

（4）吐血、便血、皮下出血者，或心下痞者，合泻心汤。

【注意事项】

（1）附子有毒，为减毒增效，一是久煎，超过 15g 时需要煎煮30分钟以上，30g时必须1小时以上；二是与干姜、甘草同煎。

（2）面色红润、口臭声粗、大便燥结、小便短赤、脉数滑有力、舌质红瘦、苔焦黄或黄腻者，慎用本方。

（3）身体瘦弱者、老人、儿童，附子用量不宜盲目加大。

051 薯蓣丸

古代的强壮剂、理虚方。适用于以消瘦、神疲乏力、贫血为特征的疾病。

【经典配方】薯蓣三十分，当归、桂枝、曲、干地黄、豆黄卷各十分，甘草二十八分，人参七分，芎䓖、芍药、白术、麦门冬、杏仁各六分，柴胡、桔梗、茯苓各五分，阿胶七分，干姜三分，白蔹二分，防风六分，大枣百枚（为膏）。上二十一味，末之，炼蜜和丸如弹子大，空腹酒服一丸，一百丸为剂。（《金匮要略》）

【经典方证】虚劳诸不足，风气百疾。（六）

【推荐处方】山药 30 ~ 50g，生晒参 10g，白术 10g，茯苓 10g，炙甘草 10 ~ 20g，当归 10g，川芎 10g，白芍 10g，熟地黄 15g，阿胶 10g，桂枝 10g，麦门冬 15g，柴胡 10g，防风 10g，杏仁 10g，桔梗 10g，白蔹 10g，神曲 10g，大豆黄卷 10g，干姜 10g，红枣 30 ~ 50g。以水 1500mL，煮取汤液 400mL，再加水 800mL；又取汤液 200mL，与前次的 400mL 混合，得汤液 600mL，分 3 ~ 6 次、2 ~ 3 日内温服。也可按原书剂量做成蜜丸或膏滋长期服用。

【方证提要】消瘦，乏力，咳嗽，食欲不振者。

【适用人群】体形消瘦，皮肤干枯，贫血貌，也有外貌尚可，但体重已经明显下降，皮肤松弛者；脉细弱，舌淡嫩；容易感冒，容易咳嗽吐痰，或伴有低热者；食欲不振，大便容易不成形，容易浮肿或体腔积液；多见于高龄老人、肿瘤手术化疗以后、胃切除后、肺功能低下、大出血以后、极度营养不良者。

【适用病症】以下病症符合上述人群特征者，可以考虑使用本方：

（1）恶性肿瘤见消瘦、食欲不振者，或高龄老人的肿瘤需要保守治疗者。多用于肺癌、肠癌、胃癌、多发性骨髓瘤等。

（2）以贫血为表现的疾病，如缺铁性贫血、再生障碍性贫血、骨髓增生异常综合征等。

（3）以慢性咳嗽、气喘为表现的疾病，如结核病、矽肺、肺气肿等。

（4）以肌肉萎缩为表现的疾病，如高龄老人营养不良、老年性痴呆、肌萎缩、运动神经元疾病等。

【注意事项】本药作用较缓和，久服方能起效。

052 芍药甘草汤

古代的解痉止痛方。适用于各种肌肉痉挛性疾病及以脚挛急、疼痛为特征的疾病。

【经典配方】芍药、甘草（炙）各四两。上二味，以水三升，煮取一升五合，去滓。分温再服。(《伤寒论》)

【经典方证】脚挛急。（29）胫尚微拘急。（30）

【推荐处方】白芍或赤芍30g，炙甘草10g，以水500mL，煮取汤液250mL，分2次温服。汤液色淡黄，味酸，微甜。

【方证提要】肌肉痉挛，腹痛，腿痛，便秘者。

【适用人群】患者易腹痛、便秘、肌肉痉挛。其体形胖瘦皆有，但多肌肉坚紧，尤其是腹壁肌肉比较紧张。疼痛多为阵发性、针刺样或电击样。

【适用病症】以下病症符合上述人群特征者，可以考虑使用本方：

（1）以下肢疼痛为表现的疾病，如腓肠肌痉挛、坐骨神经痛、急性腰扭伤、腰肌劳损、腰椎病、糖尿病足、下肢静脉血栓形成、股骨头缺血性坏死、骨质增生症、足跟痛等。

（2）以腹痛为表现的疾病，如胃及十二指肠溃疡、胃痉挛、肠粘连、习惯性便秘、胆绞痛、肾绞痛、支气管哮喘、痛经等。

（3）各种神经痛，如三叉神经痛、肋间神经痛、坐骨神经痛、牙痛等。

（4）以肌肉痉挛为表现的疾病，如顽固性呃逆、不安腿综合征、小儿睡中磨牙症、颜面肌抽搐、眼睑痉挛、书写震颤症、阴茎异常勃起（强中）、阳痿、缩阴症、阴道痉挛等。

（5）以便秘为表现的疾病，如习惯性便秘、肛裂、胆汁淤积性肝硬化等。

【加减与合方】

（1）腹痛便血者，加黄芩15g。

（2）腹时冷痛者，加肉桂10g，干姜10g。

（3）四肢冷、胸胁苦满、腹胀者，加柴胡15g，枳壳15g。

（4）泌尿道结石急性发作疼痛难忍者，合麻黄附子细辛汤或大柴胡汤。

（5）腰腿疼痛剧烈者，合麻黄附子细辛汤。

【注意事项】肌肉松软者，大便不成形而无腹痛者慎用。

⓪⑤③ 酸枣仁汤

古代的除烦助眠方。有镇静催眠、抗抑郁、抗焦虑作用，适用于以精神恍惚、多疑虑、睡眠不安等为特征的疾病。

【经典配方】酸枣仁二升，甘草一两，知母二两，茯苓二两，芎䓖二两。上五味，以水八升，煮酸枣仁，得六升，内诸药，煮取三升。分温三服。(《金匮要略》)

【经典方证】虚劳虚烦，不得眠。（六）

【推荐处方】酸枣仁30g，炙甘草5g，知母10g，茯苓10g，川芎10g。以水800mL，煮取汤液300mL，分2～3次温服。

【方证提要】失眠，焦虑不安，出汗，便秘，舌苔薄白者。

【适用人群】形体消瘦，皮肤干枯，指甲不光润、唇口干红，易疲劳出汗，大便干结，多有失眠，情绪不稳定，易激惹，精神恍惚，不定愁诉较多，可有轻度焦虑或抑郁。中老年妇女多见。

【适用病症】以下病症符合上述人群特征者，可以考虑使用本方：围绝经期综合征、焦虑症、抑郁症、癔症、疑病症、梦游、精神分裂症、失眠症、嗜睡症、神经症、冠心病、心绞痛、偏头痛等。

【加减与合方】

（1）多梦惊悸眩晕，合温胆汤。

（2）腹胀、咽喉异物感者，合半夏厚朴汤。

（3）胸闷、心悸、乏力者，合柴胡加龙骨牡蛎汤。

【注意事项】

（1）酸枣仁、知母有缓下作用，故腹泻或大便溏者减量使用。

（2）平时多吃百合、莲子、红枣。

ⓄⓄ④ 肾气丸

古代的理虚方，经典的老年病用方。有温阳利水强壮等功效，适用于以腰痛膝软、少腹拘急、小便不利为特征的疾病及老年人的调理。

【经典配方】 干地黄八两，薯蓣四两，山茱萸四两，泽泻三两，牡丹皮三两，茯苓三两，桂枝一两，附子（炮）一两。上八味，末之，炼蜜和丸梧子大。酒下十五丸，加至二十五丸，日再服。（《金匮要略》）

【经典方证】 脚气上入，少腹不仁。（五）虚劳腰痛，少腹拘急，小便不利者。（六）短气有微饮。（十二）男子消渴，小便反多，以饮一斗，小便一斗。（十三）妇人病，饮食如故，烦热不得卧，而反倚息者……此名转胞，不得溺也……（二十二）

【推荐处方】 生地黄 20 ~ 40g，山药 15g，山萸肉 15g，泽泻 15g，丹皮 15g，茯苓 15g，肉桂 5g，制附子 5g，以水 1000mL，煮取汤液 300mL，分 2 ~ 3 次温服。可按原书做成丸药。

【方证提要】 消瘦乏力，少腹不仁或拘急，小便不利，腰痛，消渴，短气者。

【适用人群】面色偏黑，体形较胖，肌肉松软，或逐渐消瘦，脉象弦硬，舌胖大嫩红，常见于中老年人；脐腹部硕大，脐以下松软无力或上腹部松软无力而下腹部拘急不适；食欲旺盛，但易疲劳，时常出现烦热感；或心悸胸闷，或头昏，或腰膝酸软、下半身尤其下肢常感寒冷，或小便频，或尿失禁，或有浮肿，或性功能低下。

【适用病症】以下病症符合上述人群特征者，可以考虑使用本方：

（1）以肾上腺机能减退为特征的疾病，如甲状腺功能减退症、醛固酮增多症、阿狄森氏病、肾上腺皮质激素副作用。

（2）以浮肿、腰痛为表现的疾病，如糖尿病肾病、慢性肾炎、肾病综合征、肾盂肾炎、肾结核、肾结石、输尿管结石、肝硬化腹水等。

（3）以尿频、尿无力、尿失禁为表现的疾病，如尿崩症、膀胱括约肌麻痹、神经性尿频、前列腺增生、产后水肿或尿闭、术后尿失禁、脊髓性尿潴留。

（4）以头晕、眼花、耳鸣为表现的疾病，如高血压病、脑动脉硬化症、白内障、青光眼、神经性耳鸣及耳聋等。

（5）以慢性咳喘为表现的疾病，如慢性支气管炎、支气管哮喘。

（6）中老年男性的性功能低下，如阳痿、遗精、早泄、弱精不育等。

（7）月经不调类疾病，如崩漏、功能性子宫出血，以及不孕症、滑胎等。

【注意事项】

（1）肾气丸不是保健品，健康无病之人或年少阳旺之人不宜长期服用。

（2）形体壮实，面色黯红而有油光，脉滑数者慎用。

（3）腹胀、食欲不振者不宜。

附：济生肾气丸

本方加怀牛膝、车前子。适用于肾气丸证水肿明显者，如高血压病合并肾脏损害、糖尿病肾病、糖尿病足、肾功能不全、肝硬化腹水等疾病。

⓪⑤⑤ 生脉散

古代的暑天保健用方，传统的补气养阴方。有促进机体耐缺氧、抗应激等作用，适用于以脉弱、多汗、气短、头昏、眼花为特征的疾病。

【原书配方】 人参五分，麦门冬五分，五味子七粒。长流水煎，不拘时服。(《内外伤辨惑论》)

【原书方证】 中暑(《内外伤辨惑论》)。脉气欲绝(《医学启源》)。

【推荐处方】 人参10g，麦冬15g，五味子10g。以水600mL，煮取汤液300mL，分2～3次温服或代茶饮。

【适用人群】 精神萎靡，憔悴疲惫，汗多，气喘吁吁，头昏眼花，心悸胸闷，口干舌燥；食欲不振，心下痞硬；脉虚弱，舌质嫩红。

【适用病症】 以下病症符合上述人群特征者，可以考虑使用本方：

（1）各种休克，如急性心肌梗死、心源性休克、中毒性休克、失血性休克等。

（2）以胸闷、气短、自汗为表现的疾病，如冠心病、心肌炎、发热性疾病后期体质虚弱、肺结核、慢性支气管炎、肺气肿、肺源性心脏病、神经症、日射病、高原病、高龄老人的食欲不振等。

（3）用于运动员及从事航天、潜水、高温作业者的保健。

【加减与合方】

（1）心悸，加桂枝 15g，甘草 10g。

（2）气喘多汗，加龙骨 15g，牡蛎 15g，山萸肉 30g。

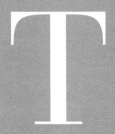

 HUANGHUANG JINGFANG
SHIYONG SHOUCE

056 桃核承气汤

古代蓄血病的专方，经典的泻下逐瘀方。适用于以少腹急结、其人如狂为特征的疾病。

【经典配方】桃仁五十个（去皮尖），大黄四两，桂枝二两（去皮），甘草二两（炙），芒硝二两。上五味，以水七升，煮取二升半，去滓，内芒硝，更上火微沸，下火。先食温服五合，日三服，当微利。(《伤寒论》)

【经典方证】其人如狂……少腹急结者。(106)

【推荐处方】桃仁 15g，制大黄 15g，桂枝 15g，炙甘草 5g，芒硝 10g。以水 700mL，煮取汤液 250mL，冲入芒硝，分 2 ~ 3 次温服。

【方证提要】少腹急结，其人烦躁不安，便秘，或月经不调者。

【适用人群】面色黯红有光泽，或麦粒肿、痤疮、毛囊炎等，或眼睛充血或翼状胬肉，唇黯红，舌质黯红或紫；下腹部充实，两少腹压痛，特别是左少腹部可有较明显压痛，或触及包块，大多便秘，或有痔疮；狂躁不安，或神志不清，记忆力下降，注意力不集中，失眠，头痛等；月经不调，甚至闭经，经前烦躁，痛经，下血紫黑等。

【适用病症】以下病症符合上述人群特征者，可以考虑使用本方：

（1）以狂躁为表现的疾病，如精神分裂症、抑郁症、躁狂症等。

（2）以剧烈头痛为表现的疾病，如脑水肿、流脑、脑震荡后遗症、脑出血、高血压病等。

（3）以面红、大小便不通为表现的疾病，如流行性出血热、糖尿病肾病、急性肾功能衰竭、肾病综合征等。

（4）以下腹痛、盆腔瘀血为表现的疾病，如难产、产后恶露不止、胎盘残留、急性盆腔炎、输卵管结扎术后综合征、阴道血肿、异位妊娠、痛经、闭经等。

（5）以下腹部疼痛、便秘为表现的男科疾病，如前列腺炎、睾丸炎、前列腺肥大等。

（6）以头面部充血为表现的疾病，如麦粒肿、翼状胬肉、痤疮、毛囊炎、酒渣鼻、牙龈出血、龋齿疼痛、脱发、肩周炎等。

【加减与合方】

（1）失眠、抑郁，合柴胡加龙骨牡蛎汤。

（2）肌肤甲错、疾病慢性化者，合桂枝茯苓丸。

【注意事项】体质虚弱者慎用。

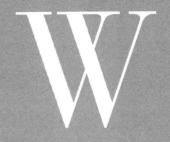

HUANGHUANG JINGFANG
SHIYONG SHOUCE

057 温胆汤

古代的壮胆方，传统的清热化痰和胃方。有镇静、抗焦虑抑郁的作用，具有化痰理气、清热和胃的功效，适用于以恶心、呕吐、眩晕、心悸、失眠、易惊等为特征的疾病。

【原书配方】半夏（汤洗七次）、竹茹、枳实（麸炒去瓤）各二两，陈皮三两，甘草（炙）一两，茯苓一两半。上锉为散，每服四大钱，水一盏半，加生姜五片，大枣一枚，煎七分，去滓，食前服。（《三因极一病证方论》）

【原书方证】大病后，虚烦不得眠。（卷九）心胆虚怯，触事易惊，或梦寐不详，或异象感……或短气悸乏，或复自汗，四肢浮肿，饮食无味，心虚烦闷，坐卧不安。（卷十）

【推荐处方】姜半夏15g，茯苓15g，陈皮15g，生甘草5g，枳壳15g，竹茹10g，干姜5g，红枣15g。以水800mL，煮取汤液300mL，分2～3次温服。

【方证提要】虚烦不得眠，易惊恐，多噩梦，易精神恍惚，焦虑不安；易恶心，头晕，短气，心悸，乏力，自汗，饮食无味，脉滑者。

【适用人群】体形偏胖，皮肤油腻有光泽，圆脸居多；眼睛大而明亮，有光彩，眼神飘忽不定；易出现幻觉，睡眠障碍，多恶梦；易惊恐，大多有恐高症；常有胸闷、心悸、心动过速或心律不齐；常有恶心、呕吐、抽动、痉挛、晕车、晕船、眩晕、头痛、恍惚、焦虑等。发病与过度惊恐、突发性事件过多、工作与生活压力过大有关。

【适用病症】以下病症符合上述人群特征者，可以考虑使用本方：

（1）以惊恐不安为表现的疾病，如创伤后应激障碍、恐惧症、强迫症、焦虑症等。

（2）以抽动痉挛为表现的疾病，如儿童抽动秽语综合征、帕金森病等。

（3）以眩晕、幻觉、失眠为表现的疾病，如精神分裂症、高血压病、眩晕症等。

【加减与合方】

（1）肌肉痉挛、抽搐者，加全蝎 5g，蜈蚣 10g。

（2）焦虑及腹胀者，加栀子 15g，厚朴 15g。

（3）精神恍惚、百般无奈而脉不滑、舌不红者，加酸枣仁 30g，知母 15g，川芎 15g。

（4）胸闷烦躁、失眠、心率快者，加黄连 5g。

（5）嗜睡、面黄、脉缓、乏力者，加麻黄 5g。

（6）头痛、眩晕、抽动者，加天麻 10g。

（7）腹胀、咽喉异物感者，合半夏厚朴汤。

【注意事项】孕妇慎用。

058 温经汤

古代的女科专方，经典的调经方与美容方。具有类雌激素样作用，适用于以羸瘦、唇口干燥、手掌干枯、少腹不适、腹泻为特征的月经不调、闭经、不孕等妇科疾病，以及瘦弱干枯女性的体质调理。

【经典配方】吴茱萸三两，当归二两，芎䓖二两，芍药二两，人参二两，桂枝二两，阿胶二两，生姜二两，牡丹皮（去心）二两，甘草二两，半夏半升，麦门冬（去心）一升。上十二味，以水一斗，煮取三升。分温三服。（《金匮要略》）

【经典方证】妇人年五十所，病下利数十日不止，暮即发热，少腹里急，腹满，手掌烦热，唇口干燥。（二十二）妇人少腹寒，久不受胎，兼取崩中去血，或月水来过多，及至期不来。（二十二）

【推荐处方】吴茱萸5g，人参10g或党参15g，麦门冬20g，姜半夏10g，炙甘草10g，桂枝10g，白芍10g，当归10g，川芎10g，牡丹皮10g，阿胶10g，生姜10g。以水1000mL，煮取汤液300mL，化入阿胶，分2～3次温服。或加入红枣、桂圆肉等熬成膏滋，长期服用。

【方证提要】或月经不调，或久不受胎，或绝经后，少腹里急，腹满，手掌烦热，唇口干燥者。

【适用人群】形体中等或消瘦，皮肤干枯黄黯，缺乏光泽；口唇干燥、干瘪而不红润，或疼痛或有热感；手掌、脚掌干燥，容易裂口或有毛刺，或疼痛或有发热感；月经稀发或闭经，或不规则阴道出血，月经量少居多，色淡或黑色；或痛经，或难以怀孕，或易于流产；大多有产后大出血，过度生育或流产，或过早子宫切除；或长期腹泻或久病或营养不良等既往史，或见于年老绝经后。

【适用病症】以下病症符合上述人群特征者，可以考虑使用本方：

（1）以闭经为表现的疾病，如闭经、子宫发育不全、不孕症等。

（2）以子宫出血为表现的疾病，如习惯性流产、功能性子宫出血等。

（3）围绝经期妇女出现的不明原因的消瘦或反复腹泻、食欲不振、唇口手掌干枯、失眠等。

（4）以月经量少色淡、局部皮肤干为表现的痤疮、湿疹、指掌角化症、唇炎、脱发等。

【加减与合方】

（1）出血者，加生地黄30g。

（2）大便干结、皮肤如鳞甲者，加桃仁15g。

（3）闭经、基础体温低，可加鹿角胶10g，制附子10g。

（4）闭经而形体不消瘦者，加生麻黄5g。

（5）腹泻，加葛根30g。

（6）为使汤液可口，可加红枣30g。

【注意事项】

（1）体形肥满壮实，营养状况好，面色红润者慎用。

（2）不孕症患者服用本方至妊娠后应停服。

（3）湿盛胸腹胀满及呕吐者、女性乳胀痛者、月经量多者，均应慎用或不宜长期服用。

（4）服用本方时，应多食猪蹄、鸡爪、牛筋等富含胶原蛋白的食物。

059 五苓散

古代水逆病的专方。经典的通阳利水剂，有保肝、降脂、利尿等作用，适用于以口渴、吐水、腹泻、汗出而小便不利为特征的疾病。

【经典配方】猪苓（去皮）十八铢，泽泻一两六铢，白术十八铢，茯苓十八铢，桂枝（去皮）半两。上五味，捣为散。以白饮和服方寸匕，日三服。多饮暖水，汗出愈。（《伤寒论》《金匮要略》）

【经典方证】太阳病，发汗后，大汗出，胃中干，烦躁不得眠，欲得饮水者……若脉浮，小便不利，微热，消渴者，五苓散主之。（71）发汗已，脉浮数，烦渴者。（72）伤寒，汗出而渴者。（73）中风，发热六七日，不解而烦，有表里证，渴欲饮水，水入则吐者。（74）痞不解，其人渴而口燥烦，小便不利者。（156）霍乱，头痛，发热，身疼痛，热多欲饮水者。（386）假令瘦人，脐下有悸，吐涎沫而癫眩。（十二）

【推荐处方】猪苓20g，泽泻30g，苍术或白术20g，茯苓20g，桂枝15g或肉桂10g。以水1000mL，煮取汤液300mL，分2~3次温服。也可制成散剂，每次5g，每日2次，用米汤调服或热开水冲服。

【方证提要】口渴而小便不利，或水入则吐，或汗出，或呕吐，或口燥烦，或悸动，或癫眩，或下利者。

【适用人群】体型不一，胖瘦均有。口渴，渴感明显，茶杯不离身，常喝水润口；舌胖大质嫩边齿痕，苔白厚腻或水滑苔。上腹部不适，容易吐水；胃内振水音，或明显肠鸣音；腹泻或大便不成形，饮冷或进食瓜果易于腹泻。头晕头痛，走路不稳；畏光、眼花缭乱，或复视；心悸脐跳。皮肤黄，缺乏光泽；易浮肿，多汗，易渗出，多水疱。小便量少色黄不畅，或量多次频。

【适用病症】以下病症符合上述人群特征者，可以考虑使用本方：

（1）以水样便腹泻为表现的疾病，如夏秋季的胃肠型感冒、急性肠炎、流行性腹泻、消化不良、化疗后腹泻、脂肪肝腹泻、抗生素腹泻、酒后腹泻、婴幼儿腹泻等。

（2）以吐水为表现的疾病，如急性胃炎、妊娠呕吐、醉酒呕吐、幽门狭窄、新生儿呕吐、溺水后呕吐等。

（3）以浮肿为表现的疾病，如单纯性肥胖、脂肪肝、慢性肝炎、肝硬化、肿瘤化疗后肝损伤、经期浮肿、经前期紧张综合征、肾性高血压病、痛风、高尿酸血症等。

（4）以体腔积液为表现的疾病，如腹水、心包积液、脑积水、胸腔积液、胃潴留、睾丸鞘膜积液（水疝）、肾积水、羊水过多等。

（5）以口渴多饮尿频为表现的疾病，如干燥综合征、尿崩症、小儿多饮症等。

（6）以头痛、头晕为表现的疾病，如顽固性头痛、颅内压增高性头痛、梅尼埃病、眩晕症、晕车晕船、妊娠高血压综合征、垂体瘤、肾上腺肿瘤、醛固酮增多症等。

（7）以畏光、眼花、头痛为表现的疾病，如青光眼、中心性浆液性视网膜炎、视神经乳头水肿、黄斑水肿、假性近视、玻璃体混浊、夜盲症、急性泪囊炎。

（8）以多汗渗出增生为表现的疾病，如扁平疣、黄色瘤、脂溢性皮炎脱发、多形性红斑、水痘、带状疱疹、顽固性湿疹、手足水疱性湿疹、口腔黏膜白斑等。

【加减与合方】

（1）腰腿疼痛、血压高者，加怀牛膝 30g。

（2）黄疸或胆红素偏高，加茵陈 30g。

（3）暑天多汗、头痛烦渴、小便涩者，加滑石 15g，寒水石 15g，生石膏 20g，甘草 5g，名桂苓甘露饮。

（4）低热、淋巴结肿大、胸闷恶心、食欲不振者，合小柴胡汤。

（5）腹胀、嗳气、咽喉异物感、舌苔厚腻者，合半夏厚朴汤。

【注意事项】

（1）本方虽有纠正脱水的作用，但对于重度脱水及伴有严重电解质紊乱者，不能单纯依靠本方，须结合补液等其他纠正水电解质紊乱的措施。

（2）少数患者服用本方后，可以出现腹泻或便秘，可减量或停服。

（3）吐水者宜用散剂，无上消化道症状者可用汤剂。

（4）服用五苓散后宜饮热开水，取微汗为宜。平时忌食冰冷食物。

060 五积散

古代五积病的专方。以治气、血、痰、饮、食五积之意而名，有解表、温中、除湿、祛痰、消痞、调经等功效，适用于以恶寒、无汗、身痛、呕吐、腹胀及月经不调为特征的疾病和寒湿体质调理。

【原书配方】白芷、川芎、甘草（炙）、茯苓（去皮）、当归（去芦）、肉桂（去粗皮）、芍药、半夏（汤洗七次）各三两，陈皮（去白）、枳壳（去瓤，炒）、麻黄（去根节）各六两，苍术（米泔浸，去皮）二十四两，干姜（煴）四两，桔梗（去芦头）十二两，厚朴（去粗皮）四两。上除肉桂、枳壳二味别为粗末外，一十三味同为粗末，慢火炒令色转，摊冷，次入桂、枳壳末令匀。每服三钱，水一盏半，入生姜三片，煎至一中盏，去滓，稍热服。（《太平惠民和剂局方》）

【原书方证】脾胃宿冷，腹胁胀痛，胸膈停痰，呕逆恶心；或外感风寒，内伤生冷，心腹痞闷，头目昏痛，肩背拘急，肢体怠惰，寒热往来，饮食不进；妇人血气不调，心腹撮痛，经候不调，或闭而不通。

【推荐处方】生麻黄 15g，肉桂 10g，甘草 5g，苍术40g，厚朴 10g，姜半夏 10g，陈皮 15g，枳壳 15g，茯苓 10g，桔梗 15g，白芷 10g，当归 10g，川芎 10g，白芍 10g，干姜 10g。以水 1500mL，煮取汤液 300mL，分 2～3 次温服。也可按原方比例做成袋泡剂，沸水泡服或煎服，每服 20g，每天 2～3 次。

【方证提要】面黄黯，苔白腻，身体困重，腹胀腹泻，头晕，咳痰，或月经不调者。

【适用人群】体形偏胖或壮实，面色黄黯，皮肤干燥粗糙；身体困重，恶寒不易出汗，关节痛，面部易有痤疮；舌苔白腻，恶心呕吐、腹中气多，腹冷痛，大便不成形或腹泻；或头痛眩晕，或失眠多梦，或咳喘多痰；女性多月经后期或闭经。

【适用病症】以下病症符合上述人群特征者，可以考虑使用本方：

（1）以腹胀、腹痛为表现的疾病，如急慢性胃肠炎、胃溃疡、十二指肠溃疡、胃痉挛，疝气等。

（2）以身体疼痛为表现的疾病，如腰痛、颈椎病、肩周炎、坐骨神经痛、风湿病等。

（3）以恶寒、无汗为表现的疾病，如感冒、空调病、扭伤、冷症等。

（4）以月经不调为表现的疾病，如月经后期、月经稀发、闭经、痤疮、肥胖、带下、卵巢囊肿、多囊卵巢综合征等。

【注意事项】

（1）服本方后宜避风寒，忌生冷，取微汗为佳。

（2）本方因含有麻黄，不宜空腹服用，空腹服用容易出现心慌、发汗、虚弱感。

（3）本方温燥，形体消瘦、心烦口渴、唇舌黯红者慎用。

（4）部分患者服用后可能出现睡眠不沉。

061 乌梅丸

古代治疗蛔厥的专方。也用于久利，有通阳止痛、止呕利、除烦等功效，适用于厥冷、腹部绞痛、烦躁、呕吐、腹泻为特征的寒热虚实交错的病症。

【经典配方】乌梅三百枚，细辛六两，干姜十两，黄连十六两，当归四两，附子六两（炮，去皮），蜀椒四两（出汗），桂枝六两（去皮），人参六两，黄柏六两。上十味，异捣筛，合治之。以苦酒渍乌梅一宿，去核，蒸之五斗米下，饭熟捣成泥，和药令相得。内臼中，与蜜杵二千下，丸如梧桐子大。先食饮服十丸，日三服，稍加至二十丸。（《伤寒论》）

【经典方证】蛔厥者，其人当吐蛔。令病者静，而复时烦者，此为脏寒。蛔上入其膈，故烦，须臾复止，得食而呕，又烦者，蛔闻食臭出，其人常自吐蛔。蛔厥者，乌梅丸主之。又主久利。（338）

【推荐处方】乌梅20g，黄连5～15g，黄柏5g，党参10g或红参5g，当归5g，细辛5g，肉桂5g，制附子5g，干姜5g，川椒5g。以水800mL，开盖煮取汤液300mL，分2～3次温服，服时可冲服蜂蜜两汤匙。或按原方比例蜜丸口服，每次5g，每日2～3次。

【方证提要】呕吐，烦躁，厥冷，疼痛，久利者。

【适用人群】体瘦，脸色多黄，或青黄中浮红，手足冷，舌红，脉弦硬；有焦虑、抑郁，以及失眠；或呕吐、嗳气、反流、腹痛、腹泻，腹痛时腹部或有包块隆起攻冲；半夜或凌晨发病者居多。

【适用病症】以下病症符合上述人群特征者，可以考虑使用本方：

（1）以痛泻为表现的疾病，如肠易激综合征、克罗恩病、慢性非特异性溃疡性结肠炎、慢性细菌性痢疾、糖尿病腹泻、直肠息肉、肠神经症等。

（2）以呕吐腹痛为表现的疾病，如胆道蛔虫病、胆囊炎、胆汁反流性胃炎、糖尿病胃轻瘫等。

（3）以焦虑为表现的疾病，如焦虑症、抑郁症、痛经等。

【注意事项】

（1）本品含有马兜铃科植物细辛，肾病患者慎用。长期服用者，需定期复查肾功能。

（2）病缓者以丸治；病急者以汤服。

062 吴茱萸汤

古代的温热性止吐镇痛方。适用于以腹痛、干呕、吐涎沫、头痛、吐利而手足厥逆为特征的疾病。

【经典配方】吴茱萸一升（洗），人参三两，生姜六两（切），大枣十二枚（擘）。上四味，以水七升，煮取二升，去滓。温服七合，日三服。(《伤寒论》《金匮要略》)

【经典方证】食谷欲呕。（243）少阴病，吐利，手足逆冷，烦躁欲死者。（309）干呕，吐涎沫，头痛者。（378）呕而胸满者。（十七）

【推荐处方】吴茱萸 10g，人参 10g 或党参 15g，生姜 30g，红枣 20g。以水 600mL，煮取汤液 200mL，分 2～3 次温服。

【适用人群】患者体力比较低下，面色苍白或青白，或晦黯，缺乏红光。精神萎靡而有烦躁貌。多痛症，尤以头痛为多，其痛势剧烈，如裂如锥扎。四肢常冷，易生冻疮。易恶心呕吐，或吐酸水，或吐痰涎，心窝部常有膨满痞塞感，多伴有振水声者。舌苔白腻或水滑。常有饮冷或过服寒冷药物史。

【适用病症】以下病症符合上述人群特征者，可以考虑使用本方：

（1）以呕吐涎沫为表现的疾病，如胃及食管反流症、神经性呕吐、妊娠恶阻、食管癌、急慢性胃炎、胃下垂、消化性溃疡、贲门痉挛、幽门痉挛、瘢痕性幽门梗阻、顽固性呃逆等。

（2）以头痛呕吐为表现的疾病，如高血压脑病、颅内压增高性头痛、肥厚性硬脑膜炎、血管炎、结核性脑膜炎、病毒性脑炎、血管神经性头痛、习惯性头痛、脑瘤、颅内血肿、顽固性头痛、高血压病、梅尼埃病、抑郁症、焦虑症、急性结膜炎、急性充血型青光眼、急性视神经乳头炎、癫痫等。

（3）以腹痛腹泻为表现的疾病，如肠易激综合征、慢性肠炎、痢疾、盆腔炎等。

【加减与合方】

（1）吐水、眩晕者，合小半夏加茯苓汤。

（2）头痛头晕、胃部胀满、有振水声者，合苓桂术甘汤。

【注意事项】

（1）吴茱萸有毒，大剂量使用要慎重，煎煮时间要长。

（2）吴茱萸味极苦且难闻，入煎时宜先用热开水冲洗数次。

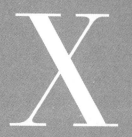

 HUANGHUANG JINGFANG
SHIYONG SHOUCE

063 小柴胡汤

古代的退热抗炎剂，经典的和解方，是治疗发热性疾病迁延期的常用方。具有解热、抗炎、免疫调节等作用，适用于以往来寒热、胸胁苦满、心烦喜呕、默默不欲饮食为特征的疾病。

【经典配方】柴胡半斤，黄芩三两，半夏半升（洗），人参三两，甘草三两，生姜三两（切），大枣十二枚（擘）。上七味，以水一斗二升，煮取六升，去滓，再煎取三升。温服一升，日三服。（《伤寒论》《金匮要略》）

【经典方证】伤寒五六日中风，往来寒热，胸胁苦满，嘿嘿不欲饮食，心烦喜呕，或胸中烦而不呕，或渴，或腹中痛，或胁下痞硬，或心下悸、小便不利，或不渴、身有微热，或咳者。（96）往来寒热，休作有时，嘿嘿不欲饮食。（97）伤寒四五日，身热，恶风，颈项强，胁下满，手足温而渴者。（99）妇人中风，七八日续得寒热，发作有时，经水适断者。（144）阳明病，发潮热，大便溏，小便自可，胸胁满不去者。（229）胁下硬满，不大便而呕，舌上白苔者。（230）胁下硬满，干呕不能食，往来寒热，尚未吐下，脉沉紧者。（266）呕而发热者。（379）诸黄，腹痛而呕者。（十五）妇人在草褥，自发露

得风，四肢苦烦热，头痛者。（二十一）产妇郁冒……大便坚，呕不能食。（二十一）

【推荐处方】柴胡20～40g，黄芩15g，姜半夏15g，党参15g或人参5g，生甘草5～15g，生姜15g，红枣20g。以水1000～1200mL，煮取汤液300mL，分2～3次温服。感冒发烧者，柴胡量应取大量，并根据病情日服4次，以得汗为度；恶心呕吐者，服药量不宜过大。

【方证提要】往来寒热，或疾病休作有时，胸胁苦满，心烦喜呕，默默不欲饮食，或发黄，或腹痛，或咳，或心下悸，或渴，或郁冒者。

【适用人群】体形中等或偏瘦，营养状况一般或较差，面色黄或发青，皮肤干，缺乏光泽，有虚弱貌；表情淡漠，情绪低落、沉默寡言，抑郁苦楚貌；患者意欲低下，特别是食欲不振和性欲低下，乏力，怕冷，敏感多疑，睡眠障碍；胸胁部症状较多，或胸闷痛，上腹部或两胁下按之有抵抗感和不适感，或乳房疼痛结块，或腋下淋巴结肿大，或肩颈部腹肌沟的肿块疼痛等；所患疾病大多为急性疾病的迁延期或是慢性病。

【适用病症】以下病症符合上述人群特征者，可以考虑使用本方：

（1）以发热为表现的疾病，如感冒、流行性感冒、轮状病毒性肠炎、肺炎、急慢性扁桃体炎、疟疾、伤寒、妇女经期发热以及各种无名发热。

（2）以食欲不振、恶心呕吐为表现的疾病，如慢性胆囊炎、慢性胃炎、胃溃疡、慢性肝炎等。

（3）以咳嗽为表现的疾病，如肺炎、胸膜炎、支气管哮喘、咳嗽变异性哮喘、支气管炎、结核病等。

（4）以淋巴结肿大为特征的疾病，如淋巴结肿大、淋巴结炎、淋巴结核、肿瘤淋巴结转移、慢性淋巴细胞白血病、恶性淋巴瘤、艾滋病、癌症等。

（5）反复发作的过敏性疾病，如过敏性鼻炎、花粉症、日光性皮炎、湿疹等。

（6）反复发作的五官科炎症，如腮腺炎、鼓膜炎、化脓性中耳炎、口腔炎、角膜炎、虹膜炎等。

（7）自身免疫性疾病，如桥本甲状腺炎、类风湿性关节炎、强直性脊柱炎、干燥综合征、自身免疫性肝病等。

（8）以抑郁为表现的疾病，如抑郁症、神经性食欲缺乏症、心因性阳痿。

【加减与合方】

（1）咳喘病迁延不愈、咯少量白黏痰者，加干姜 10g，五味子 10g。

（2）咽喉疼痛者，加桔梗 10g。

（3）皮肤过敏，身痒、目痒、头痛者，加荆芥 15g，防风 15g。

（4）发热迁延不愈、自汗者，加桂枝 15g，白芍 15g。

（5）咳嗽痰黏伴胸胁苦满、心下压痛者，加黄连5g，瓜蒌30g。

（6）淋巴结肿大及淋巴细胞增多者，加连翘30g。

（7）烦热而关节疼痛者，合栀子柏皮汤。

（8）咽喉或食道异物感、痰多或多涎者，合半夏厚朴汤。

（9）口干眼干、渴不多饮、小便不利、腹泻者，合五苓散。

（10）面色萎黄、腹痛、月经量少，合当归芍药散。

【注意事项】

（1）日本曾报道小柴胡汤导致肝损害及间质性肺炎的病例，故肝肾功能不全者慎用。

（2）本方不宜长期大量服用，发热性疾病通常给予5天量，慢性病则服用时间适当延长，建议服用三个月后检查肝肾功能。

（3）方中黄芩不宜大量，特别是肝病患者。

064 小建中汤

经典的理虚方。具有解痉止痛功效，适用于以消瘦、慢性腹痛、大便干结为特征的虚弱性疾病。

【经典配方】桂枝三两（去皮），芍药六两，甘草二两（炙）[1]，生姜三两（切），大枣十二枚（擘），胶饴一升。上六味，以水七升，煮取三升，去滓，内饴，更上微火消解，温服一升，日三服。（《伤寒论》《金匮要略》）

【经典方证】腹中急痛。（100）心中悸而烦者。（102）虚劳里急，悸，衄，腹中痛，梦失精，四肢酸痛，手足烦热，咽干口燥。（六）男子黄，小便自利。（十五）妇人腹中痛。（二十二）

【推荐处方】桂枝15g，生白芍30g，生甘草10g，生姜15g，红枣30g，饴糖30g。以水700mL，煮取汤液300mL，将饴糖溶入药液，分2～3次温服。

【方证提要】消瘦，乏力，腹中痛，心中悸而烦，或衄，或手足烦热，或失精，或咽干口燥者。

【适用人群】体形消瘦，年轻时皮肤白皙而细腻，中年以

---

[1]《金匮要略》中本方甘草为三两。

后皮肤干枯发黄，头发黄而细软、稀少；脉缓无力，心率不快；舌质柔嫩，舌苔薄白；易饥饿，食量小，好甜食；性格比较开朗，但易烦躁，易激惹，特别在饥饿时；易疲劳，肢体易酸痛等，易心悸、出汗；易腹痛、大便干结，甚至如栗状。

【适用病症】以下病症符合上述人群特征者，可以考虑使用本方：

（1）以慢性腹痛为表现的疾病，如慢性胃炎、胃及十二指肠溃疡、胃癌、胃下垂、慢性肠炎、肠易激综合征、胃肠神经症、慢性腹膜炎等。

（2）以便秘为表现的疾病，如习惯性便秘、婴幼儿便秘、不完全性肠梗阻、结肠冗长、巨结肠病等。

（3）以消瘦、面色黄、食欲不振为表现的疾病，如慢性肝炎、肝硬化、黄疸等。

（4）以腹痛、紫癜为表现的疾病，如过敏性紫癜。

（5）以消瘦、乏力为表现的疾病，如低血压、低体重、低血糖、贫血、失眠症、神经症等。

（6）以疼痛为表现的疾病，如消瘦女性的乳腺小叶增生疼痛、痛经等。

（7）以消瘦、面色苍白为表现的疾病，如小儿的低体重、营养不良、食欲不振、贫血、神经性尿频、头痛等。

【加减与合方】

（1）面色黄、肌肉松弛、浮肿貌者，加黄芪15g。

（2）食欲不振、面色憔悴者，加人参 10g 或党参 15g。

（3）面色黄、皮肤干燥，或痛经，或产后瘦弱，加当归 15g。

【注意事项】

（1）肥胖者慎用。

（2）血糖高者，可适当减少饴糖用量或不用。

（3）部分患者服用本方时，可出现肠鸣、腹泻等症状，可减少白芍的用量。

（4）本方饴糖，不可或缺，也不宜用蜂蜜替代。

⑥⑤ 小青龙汤

古代治疗水气病咳喘的专方。有散寒化饮的功效，适用于以恶寒、口不渴、痰唾涕等分泌物量多清稀为特征的疾病。

【经典配方】麻黄三两（去节），桂枝三两（去皮），细辛三两，干姜三两，甘草三两（炙），芍药三两，五味子半升，半夏半升（洗）。上八味，以水一斗，先煮麻黄，减二升，去上沫，内诸药，煮取三升，去滓。温服一升。(《伤寒论》《金匮要略》)

【经典方证】伤寒表不解，心下有水气，干呕，发热而咳，或渴，或利，或噎，或小便不利，少腹满，或喘者。(40) 伤寒，心下有水气，咳而微喘，发热不渴。(41) 病溢饮者。(十二) 咳逆倚息，不得卧。(十二) 妇人吐涎沫。(二十二)

【推荐处方】干姜 10g，细辛 10g，五味子 10g，桂枝 10g，生甘草 10g，白芍 10g，炙麻黄 10g，姜半夏 10g。以水 1000mL，开盖煮取汤液 300mL，分 2～3 次温服。

【方证提要】咳喘，鼻鸣，痰液及涕多而清稀如水，口不干渴者。

【适用人群】面色多青灰色，难见面红光亮者；鼻涕、痰液呈水样，量多，口不干渴，畏寒；舌苔白、湿润，舌面水滑,口内清涎多。

【适用病症】 以下病症符合上述人群特征者,可以考虑使用本方:

(1)以痰液清稀为特征的咳喘,如急慢性支气管炎、支气管哮喘、慢性阻塞性肺病等。

(2)以鼻涕、眼泪清稀量多为表现的疾病,如花粉症、过敏性鼻炎、病毒性结膜炎、泪囊炎等。

(3)以浮肿和局部水肿为表现的疾病,如特发性水肿、声带水肿、渗出性中耳炎、鞘膜积液、急性肺水肿等。

【加减与合方】

(1)烦躁、口干者,加生石膏 15g。

(2)体弱、心悸、喘促者,去麻黄。

(3)长期服用激素而面色灰黯者,加附子 10g。

(4)支气管哮喘慢性期见面色黄、肌肉松弛、浮肿者,合玉屏风散。

【注意事项】

(1)本方服用后可能出现口干渴,是正常反应,不可饮用冷水或食用生冷水果。

(2)体质羸瘦者,不可多服本方,症状缓解后可改用桂甘龙牡汤、生脉散等。

(3)本方不宜久服,肾功能不全者慎用或忌用。

066 小陷胸汤

古代结胸病的专方。有清热化痰通便的功效，适用于以胸腹痛、痰黄黏稠、便秘为特征的疾病。

【经典配方】黄连一两，半夏半升（洗），栝楼实大者一枚。上三味，以水六升，先煮栝楼，取三升，去滓，内诸药，煮取二升，去滓。分温三服。(《伤寒论》)

【经典方证】小结胸病，正在心下，按之则痛，脉浮滑者。（138）

【推荐处方】黄连5g，姜半夏15g，全瓜蒌40g，以水600mL，煮取汤液300mL，分2～3次温服。

【方证提要】胸闷痛，吐黄痰，便秘，上腹部按之痛，脉浮滑者。

【适用人群】面红有油光，舌质红，舌苔黄腻，脉浮滑或洪；胸闷胸痛，咳嗽痰黄黏腻；食欲不振，便秘；按压剑突下及上腹部有抵抗感或疼痛；或有心烦，头昏，失眠等。

【适用病症】以下病症符合上述人群特征者，可以考虑使用本方。

（1）以上腹部疼痛、便秘为表现的疾病，如胆囊炎、胰腺炎、胆汁反流性胃炎、急慢性胃炎、幽门梗阻、急性食管炎、反流性食道炎。

（2）以胸闷、咳嗽、痰黄为表现的疾病，如感冒、胸膜炎、肺炎、支气管炎、哮喘、支气管扩张、自发性气胸、鼻窦炎、乳房病等。

（3）以头昏、头痛为表现的疾病，如高血压病、冠心病、糖尿病、眩晕症等。

【加减与合方】

（1）呕恶者，加竹茹 10g，生姜 15g。

（2）痰稠胶固者，加桔梗 15g。

（3）胸痛、胃脘痛者，加枳实 10g，枳壳 10g。

（4）冠心病心绞痛者，加薤白 15g，川芎 15g。

（5）口苦、寒热往来者，合小柴胡汤。

（6）咳喘者，合麻黄杏仁石膏甘草汤。

（7）胸胁痛甚者，合四逆散。

【注意事项】

（1）部分患者服药后有腹泻、大便夹带黏液等症，传统认为是痰液下泄，故不必紧张。

（2）便溏、舌淡者慎用。

067 犀角地黄汤

传统的清热凉血剂。具有凉血散瘀、清热解毒、养阴止血的功效，有退热、改善血液循环障碍、调整免疫功能的作用，适用于吐血、衄血、便血、尿血、皮下出血等各种出血性疾病，并见身热神昏、舌绛起刺者。

【经典配方】犀角一两，生地黄八两，芍药三两，牡丹皮二两。上四味，㕮咀，以水九升，煮取三升，分三服。喜妄如狂者，加大黄二两，黄芩三两。(《备急千金要方》)

【经典方证】治伤寒及温病应发汗而不汗之，内有蓄血者，及鼻衄、吐血不尽，内余瘀血，面黄，大便黑。(《备急千金要方》)

【推荐处方】水牛角30～100g，生地黄40g，赤芍药15g，牡丹皮10g。以水1000～1200mL，先煎水牛角30～60分钟，再入他药，煮取汤液300mL，分3次温服。

【方证提要】吐血、衄血、面黄。

【适用人群】大量失血者，面色蜡黄或面色苍白，贫血貌明显；无失血者，则面红目赤、肤白唇红。失血者，舌淡白；无失血者，舌深红，或如芒刺。出血不止，如鼻衄、吐血、黑便、尿血、斑色紫黑等。或有出血性疾病，如血友病、血小板减少。或有出血倾向，如月经过多、牙龈出血、皮下经常出血等。皮肤充血、红斑、鳞屑、发热、干燥脱屑、皲裂、出血等。或胡言乱语，精神亢奋。或失眠、健忘、失语、意识障碍、大便干结、食欲旺盛、怕热等。

【适用病症】 以下病症符合上述人群特征者可以考虑使用本方：

（1）以皮肤红、干燥、脱屑、局部热为表现的疾病，如银屑病、红皮病、剥脱性皮炎、特应性皮炎、结节性红斑等。

（2）以出血为表现的疾病，如过敏性紫癜、血小板减少性紫癜、血友病、血小板无力症、支气管扩张出血、急性再生障碍性贫血、重症肝炎、弥漫性血管内凝血、急性白血病、败血症、流行性出血热等。

【加减与合方】

（1）皮下瘀斑，加升麻 5g，黄芩 15g。

（2）烦躁、神昏、舌红苔黄腻，合黄连解毒汤，再加连翘20g。

（3）吐血、衄血，合泻心汤。

（4）口干舌燥、怕热多汗，合白虎汤。

【注意事项】

（1）水牛角为犀角的代用品，但需加大剂量。

（2）近代医家裘吉生认为，黑木耳、生石膏、大青叶可代替犀角。

（3）食欲旺盛、大便干结者，生地可以加大用量。

068 *泻心汤*

经典的止血方，传统的清热泻火方。具有止血、降压、降脂、通便、胃黏膜保护、抗菌、抗炎、抗内毒素等作用，适用于以出血、心烦悸、心下痞为特征的疾病。

【**经典配方**】大黄二两，黄连一两，黄芩一两。以水三升，煮取一升，顿服。（《金匮要略》）

【**经典方证**】心气不足，吐血、衄血。（十六）妇人吐涎沫，医反下之，心下即痞。（二十二）

【**推荐处方**】生大黄10g，黄连5g，黄芩10g。以水600mL，煮取汤液200mL，分1～2次温服。也可用沸水300mL泡服，15分钟后分数次口服。

【**方证提要**】吐血衄血，烦躁不安，心动过速，心悸亢进，心下痞者。

【**适用人群**】体格壮实，面色潮红而有油光，舌质黯红坚老，舌苔厚或黄；腹部充实有力，或上腹部不适，大便干结或黏臭；易头痛、头昏，易鼻衄、齿衄、吐血、皮下出血、头面部感染等。体检可见血压、血脂、血液黏稠度高。

【**适用病症**】以下病症符合上述人群特征者，可以考虑使用本方：

（1）各种出血，如咯血、吐血、鼻衄、齿衄、颅内出血、眼底出血、子宫出血、痔疮出血、肠出血、血尿、皮下出血等。

（2）传染性发热性疾病见烦躁、出血、便秘者。

（3）头面部的炎症，如疖肿、眼眶蜂窝织炎、毛囊炎、痤疮、结膜炎、霰粒肿、上呼吸道感染、扁桃体脓肿、牙周炎、牙周脓肿、扁平苔藓、复发性口腔溃疡等。

（4）以头痛、烦躁为表现的疾病，如高血压病、高脂血症、动脉硬化症、脑卒中、脑梗死、精神分裂症、失眠等。

【加减与合方】

（1）烦躁、神昏、舌红、苔黄腻者，合黄连解毒汤，再加连翘20g。

（2）上腹部胀痛不适者，合大柴胡汤。

（3）心下痞、呕吐、肠鸣者，合半夏泻心汤。

（4）高血压病、颈项强痛者，合葛根芩连汤。

【注意事项】

（1）体质虚弱、精神萎靡、消瘦、贫血、脉弱者慎用。

（2）妊娠者慎用；哺乳期妇女使用此方时，须停止哺乳。

（3）本方的不良反应有恶心、腹痛、腹泻、便秘、食欲不振、结膜充血、头晕等。

（4）长期服用有导致大肠黑变病的可能。

069 下瘀血汤

本方为古代下死血、下死胎的逐瘀破结方。适用于以小腹疼痛明显、结块拒按、便秘结、舌质黯紫、脉涩有力为特征的疾病。

【经典配方】大黄二两，桃仁二十枚，䗪虫二十枚（熬，去足）。上三味，末之，炼蜜和为四丸，以酒一升，煎一丸，取八合，顿服之。新血下如豚肝。（《金匮要略》）

【经典方证】病人如热状，烦满，口干燥而渴，其脉反无热，此为阴伏，是瘀血也，当下之。（十六）产妇腹痛，法当以枳实芍药散，假令不愈者，此为腹中有干血着脐下。亦主经水不利。（二十一）

【推荐处方】制大黄10g，桃仁15g，地鳖虫15g。以水300mL，黄酒200mL，煮取汤液300mL，分2次温服。或三药共研细末，加白蜜1汤匙，黄酒250mL，煎后连滓服之。

【方证提要】产后烦满、少腹痛、口干燥而渴者，或经水不利者。

【适用人群】两目黯黑，皮肤干燥，小腹部充实，或有疼痛；大便秘结；舌质青紫或有瘀斑、瘀点，脉弦或涩、脉来有力。

【**适用病症**】以下病症符合上述人群特征者可以考虑使用本方：

（1）以漏下、闭经、腹痛为特征的妇产科疾病，如产后恶露不净、产后腹痛、胎盘残留、不全流产、宫外孕、子宫内膜异位症、子宫内膜增殖症、子宫功能性出血、痛经、盆腔炎、输卵管炎、子宫肌瘤、卵巢囊肿、乳腺增生症等。

（2）以腹痛、便秘为表现的盆腔部外科疾病，如泌尿系结石、前列腺炎或前列腺肥大导致的癃闭、肠粘连、阑尾脓肿等。

（3）以烦躁不安为表现的脑病，例如中风后遗症、脑震荡后遗症、躁狂症、产后感染性精神病（蓄血发狂）、精神失常、狂犬病等。

（4）顽固难愈的其他疾病，如顽固性呃逆、肝炎肝硬化、腰椎间盘突出症、下肢深静脉血栓形成后综合征等。

【**加减与合方**】

（1）闭经，加水蛭10g。

（2）月经不畅，加桂枝15g。

（3）漏下不止，合桂枝茯苓丸。

【**注意事项**】服药后可能出现或便血、或尿血，或阴道内血块或膜样组织流出。

Y

HUANGHUANG JINGFANG
SHIYONG SHOUCE

⑩ 茵陈蒿汤

古代谷疸阳黄病的专方，传统的清热退黄方。具有保肝利胆等作用，适用于以身黄鲜明如橘子色、寒热不食、小便色黄短少、腹满、舌红苔黄腻为特征的疾病。

【经典配方】 茵陈蒿六两，栀子十四枚（擘），大黄二两（去皮）。上三味，以水一斗，先煮茵陈蒿，减六升，内二味，煮取三升，去滓。分温三服。（《伤寒论》《金匮要略》）

【经典方证】 但头汗出，身无汗，剂颈而还，小便不利，渴引水浆者，此为瘀热在里，身必发黄。（236）伤寒七八日，身黄如橘子色，小便不利，腹微满者。（260）谷疸之为病，寒热不食，食即头眩，心胸不安，久久发黄。（十五）

【推荐处方】 茵陈蒿30g，栀子15g，制大黄10g。以水800mL，煮取汤液300mL，分2～3次温服。

【适用人群】 身目黄染色鲜明，黄红隐隐，色如橘皮；兼有身热便结，口干烦躁，舌红脉数等热象。

【适用病症】 以下病症符合上述人群特征者可以考虑使用本方：急性病毒性肝炎、黄疸型肝炎、重症肝炎、新生儿溶血、新生儿高胆红素血症、钩端螺旋体病、肝损伤性黄疸、过敏性皮炎、银屑病、荨麻疹、蚕豆黄、急性化脓性胆囊炎、小儿胆汁黏稠症、胆石症、血液透析伴皮肤瘙痒症、妊娠期肝内胆汁淤积症（ICP）等。

【加减与合方】

（1）黄疸、身热、皮肤痒者，合栀子柏皮汤。

（2）胆道感染、腹痛腹胀者，合大柴胡汤。

（3）胆囊炎或寒热往来、胸胁苦满、默默不欲饮食、心烦喜呕者，合小柴胡汤。

【注意事项】

（1）面色萎黄、神疲乏力、贫血、食欲不振、容易腹泻、脉缓及心肾功能不全者慎用。

（2）黄疸色如烟熏者，慎用。

071 玉屏风散

古代的固表止汗方，传统的补气固表方。具有免疫增强、抗疲劳、抗过敏等作用，适用于以疲劳、自汗、恶风为特征的疾病及表虚体质的调理。

【经典配方】防风、黄芪各一两，白术二两。研末，每服三钱，水一盏半，姜三片，煎服。(《丹溪心法》)

【经典方证】自汗。

【推荐处方】黄芪30g，白术30g，防风15g。以水600mL，煮取汤液300mL，分2~3次温服。也可制成袋泡剂，每包20g，每日2包，沸水泡服。

【适用人群】面色黄黯无光泽，或可见黯红者。体形多偏胖，皮肤比较湿润；易于过敏，或鼻塞，或咳喘，或感冒，易瘙痒，易出汗，畏风，易腹泻或大便不成形，易浮肿，易患过敏性、免疫性疾病。

【适用病症】以下病症符合上述人群特征，可以考虑使用本方：

（1）以自汗乏力为表现的疾病，如血液病、肿瘤化疗或放疗后、手术后的汗出异常。

（2）以受风容易感冒的疾病，如慢性支气管炎、慢性阻塞性肺病、支气管哮喘、咳嗽变异性哮喘、过敏性鼻炎、慢性副鼻窦炎、过敏性咳嗽、儿童或老年人反复呼吸道感染等。

（3）自身免疫性疾病，如儿童继发性免疫功能低下、儿童糖尿病、单纯性肾病综合征、非激素敏感型肾病综合征、糖尿病肾病、糖尿病多汗症。

（4）以皮肤瘙痒、疼痛为表现的疾病，如老年带状疱疹、手脚掌皮肤皲裂等。

【加减与合方】

（1）慢性支气管炎、支气管哮喘见咳声重浊、面黄而浮肿者，加麻黄 10g。

（2）年老关节疼痛、浮肿者，合黄芪桂枝五物汤。

（3）身重体胖、易汗出、下肢浮肿者，合防己黄芪汤。

（4）肝肾功能不全、精神萎靡、腹胀、腹水者，合真武汤。

（5）体质虚弱、易自汗恶风、稍感风寒便鼻塞流涕者，合桂枝汤。

【注意事项】

（1）本方用量过大时，可以导致胸闷腹胀、食欲减退，并可出现头昏潮热等。

（2）肌肉坚紧，大便秘结者少用或慎用。

072 越婢加术汤

本方是古代治疗水气病的专方，传统的清热利水止痛方。有退肿、止汗、止关节痛等功效，适用于伴有浮肿、多汗的关节痛。

【经典配方】麻黄六两，石膏半斤，生姜三两，甘草二两，白术四两，大枣十五枚。上六味，以水六升，先煮麻黄，去上沫，内诸药，煮取三升。分温三服。恶风加附子一枚，炮。（《金匮要略》）

【经典方证】里水者，一身面目黄肿，其脉沉，小便不利。（十四）风水，恶风，一身悉肿，脉浮，不渴，续自汗出，无大热。（十四）治肉极，热则身体津脱，腠理开，汗大泄，厉风气，下焦脚弱。（五）

【推荐处方】麻黄10～30g，生石膏15～40g，生姜15g，甘草10g，白术或苍术20g，红枣30g。以水1000mL，煮取汤液300mL，分2～3次温服。

【方证提要】一身面目黄肿，小便不利，汗出、口渴、关节肿痛者。

【适用人群】体格壮实或浮肿貌，肤色黄白或红白，唇红咽红。腹部按压比较充实，食欲正常，脉象有力。多汗怕热，闷热潮湿季节易于发病，口渴多饮。易患皮肤病，遇热皮肤发红瘙痒，或湿疹糜烂渗出，或皮肤发红苔藓化。易关节肿痛，尤其下肢关节肿痛多发，或尿酸高，多有脚癣，容易咽喉疼痛。

【适用病症】以下病症符合上述人群特征者，可以考虑使用本方：

（1）以浮肿、多汗、关节痛为表现的疾病，如变形性膝关节炎、风湿性关节炎、类风湿性关节炎、痛风等。

（2）以多汗为表现的疾病，如糖尿病、高脂血症、单纯性肥胖症、脑血管疾病、狐臭、汗臭、黄汗等。

（3）以浮肿为表现的疾病，如肾炎、特发性水肿等。

（4）以皮肤糜烂、溃疡、赘肉、瘢痕疙瘩、息肉、水疱为特征的皮肤病。

【加减与合方】

（1）关节痛剧者，加附子 15g。

（2）咳喘上气、目如脱状、脉浮大者，加姜半夏 15g。

【注意事项】

（1）本方服用后，可能出现发汗或小便增多。

（2）高龄老人、体弱多病者，或营养不良者，慎用或忌用。

（3）据传统用药习惯，浮肿者用白术，腹胀苔厚腻者用苍术。

Z

HUANGHUANG JINGFANG
SHIYONG SHOUCE

073 炙甘草汤

古代的止血、强心、强壮剂及急症用方，经典的滋阴方。具有抗心律失常、耐缺氧、改善贫血等作用，适用于以羸瘦肤枯、贫血、脉结代、心动悸为特征的疾病和虚弱体质的调理。

【经典配方】甘草四两（炙），生姜三两（切），人参二两，生地黄一斤，桂枝三两（去皮），阿胶二两，麦门冬半升（去心），麻仁半升，大枣三十枚（擘）。上九味，以清酒七升，水八升，先煮八味，取三升。去滓，内胶烊消尽。温服一升，日三服。（《伤寒论》《金匮要略》）

【经典方证】伤寒脉结代，心动悸。（177）虚劳不足，汗出而闷，脉结悸，行动如常，不出百日，危急者十一日死。（六）治肺痿涎唾多，心中温温液液者。（七）

【推荐处方】炙甘草20g，人参10g或党参15g，麦门冬15g，生地黄15～30g，阿胶10g，肉桂15g，生姜15g，火麻仁15g，红枣60g。以水1200mL，加入黄酒或米酒250mL，煮取汤液300mL，化入阿胶，分2～3次温服。汤液深褐色，味甜稍辛。

【方证提要】消瘦肤枯，贫血貌，短气，胸闷，咳嗽声嘶，心动悸，脉结代者。

【适用人群】羸瘦，肌肉萎缩，皮肤干枯，面色憔悴，贫血貌，舌淡红、舌苔少，脉细弱不齐；精神萎靡，少气懒言，食欲不振、大便干结；大多有早搏或房颤等，心悸气短、血压低；多见于大病或大出血后，或高龄，或营养不良者，或极度疲劳及肿瘤化疗后的患者。

【适用病症】以下病症符合上述人群特征者，可以考虑使用本方：

（1）出血性疾病，特别是创伤性大出血、子宫出血、便血、尿血导致贫血者。

（2）以消瘦、贫血为表现的疾病，如食道癌、胃癌、肾癌、口腔癌等癌症晚期出现恶病质或肿瘤放化疗后体质极度虚弱者。

（3）以心律失常为表现的疾病，如病毒性心肌炎、心脏瓣膜病、病态窦房结综合征等。

（4）以咳嗽、气短为表现的疾病，如肺癌、喉癌、肺气肿、肺心病、肺结核等。

（5）以营养不良为特征的复发性口腔溃疡、口腔黏膜糜烂、口腔癌等。

【加减与合方】

（1）心悸、动则气促者，加龙骨 15g，牡蛎 15g。

（2）食欲减退者，加山药 30g，砂仁 10g。

（3）恶心呕吐者，加姜半夏10g。

【注意事项】

（1）服用本方若出现腹胀、食欲不振等不适感，可减少服药量，或一剂药服用2~3天。

（2）服用本方同时，应加强饮食营养，多吃含有胶质的动物食品。

（3）本方能增加体重，肥胖者慎用。

074 枳实芍药散

古代的止痛解痉剂，适用于以腹痛、腹胀为特征的疾病。

【经典配方】枳实（烧令黑，勿太过）、芍药等分。上二味，杵为散。服方寸匕，日三服，以麦粥下之。（《金匮要略》）

【经典方证】产后腹痛，烦满不得卧。（二十一）

【推荐处方】枳壳 30g，白芍 30g，以水 600mL，煮取汤液 300mL，分 2～3 次温服。也可研成细末，用米粥或蜂蜜调服，每次 5g，每日 2～3 次。

【方证提要】腹痛腹胀者。

【适用人群】患者自觉胀痛，腹部肌肉紧张，按压疼痛，常伴有便秘、呕吐、不能进食、舌苔厚等。

【适用病症】以下病症符合上述人群特征者可以考虑使用本方：胃肠道痉挛、胆绞痛、支气管痉挛、痛经等。

【注意事项】

（1）精神萎靡、贫血者慎用。

（2）疼痛剧烈，本方用量可加倍使用。

075 枳术汤

古代治疗水饮病的配方之一。具有散痞的功效，强心、利尿的效果，适用于以心下肿大痞坚、小便不利、食欲不振为特征的疾病。

【经典配方】枳实七枚，白术二两。上二味，以水五升，煮取三升。分温三服，腹中软，即当散也。(《金匮要略》)

【经典方证】心下坚，大如盘，边如旋盘，水饮所作。（十四）

【推荐处方】枳壳30～50g，枳实30～50g，白术10～30g。以水600～1000mL，煮取300mL，分2～3次服用。

【方证提要】心下肿大痞坚、小便不利、食欲不振。

【适用人群】营养状况尚可，形体偏于壮实，多胸闷痛，腹胀、嗳气；心下有压痛或有抵触，腹肌紧，并可触及肿大的肝脾；舌苔厚腻，脉弦滑有力。

【适用病症】以下病症符合上述人群特征者，可以考虑使用本方：慢性心衰、充血性肝脾肿大、胃下垂、胃扩张、慢性胃炎、胃十二指肠溃疡、胃肠功能紊乱、消化不良、慢性胃窦炎、子宫脱垂、脱肛、便秘、单纯性肥胖等。

【加减与合方】

（1）心下痞硬，并有吐水、食欲不振者，加茯苓 20g，人参 10g，生姜 20g，橘皮 20g。

（2）病程绵长、体形弱者，白术量大于枳实一倍。

（3）面色黯红、下肢浮肿、唇舌紫黯者，合桂枝茯苓丸。

【注意事项】服后有腹泻可能。

076 猪苓汤

古代的治淋专方。具有清热利尿止血的功效，可通治泌尿道感染，适用于以尿频、尿急、尿痛、排尿窘迫、尿失禁等一系列尿路刺激症状为特征的疾病。

【经典配方】猪苓（去皮）、茯苓、泽泻、阿胶、滑石（碎）各一两。上五味，以水四升，先煮四味，取二升，去滓，内阿胶烊消。温服七合，日三服。(《伤寒论》《金匮要略》)

【经典方证】脉浮，发热，渴欲饮水，小便不利者。(223)(十三)阳明病，汗出多而渴者，不可与猪苓汤。(224)少阴病，下利六七日，咳而呕，渴，心烦不得眠者。(319)

【推荐处方】猪苓15g，茯苓15g，泽泻15g，阿胶15g，滑石15g。以水700mL，煮取汤液300mL，化入阿胶，分2~3次温服。

【方证提要】小便不利，尿色黄赤，淋漓涩痛者；或发热、渴欲饮水，或心烦不得眠者。

【适用病症】

（1）以尿频、尿急、尿痛为表现的疾病，如膀胱炎、尿道炎、急慢性肾盂肾炎、肾积水、肾结石、膀胱结石、乳糜尿、前列腺炎、放射性膀胱炎等。

（2）以腹泻为表现的疾病，如急性肠炎、直肠溃疡、溃疡性结肠炎。

（3）以出血为表现的疾病，如子宫出血、肠出血、尿血、血小板减少性紫癜、再生障碍性贫血等。

【加减与合方】

（1）小便赤、脚癣、湿疹、女性盆腔炎、阴道炎者，加连翘 30g，栀子 15g，黄柏 10g。

（2）尿路结石、腹痛腰痛者，合四逆散。

（3）尿路感染伴发热者，合小柴胡汤。

【注意事项】腹胀、食欲不振者慎用。

077 真武汤

古代水气病用方，经典的温阳利水方。具有强心、兴奋下丘脑－垂体－肾上腺轴、改善肾功能等作用，适用于以精神萎靡、畏寒肢冷、脉沉细无力、浮肿或震颤为特征的疾病。

【经典配方】茯苓三两，芍药三两，生姜三两（切），白术二两，附子一枚（炮，去皮，破八片）。上五味，以水八升，煮取三升，去滓。温服七合，日三服。(《伤寒论》)

【经典方证】发汗，汗出不解，其人仍发热，心下悸，头眩，身瞤动，振振欲擗地者。（82）腹痛，小便不利，四肢沉重疼痛，自下利者，此为有水气。其人或咳，或小便不利，或下利，或呕者。（316）

【推荐处方】制附子 15～30g，白术 10g，白芍或赤芍 15g，茯苓 15g，生姜 15g 或干姜 5g。以水 1000mL，先煎附子 30～60 分钟，再放入其他药物，煮取汤药 300mL，分 2～3 次温服。汤液淡褐色，味酸微涩微辛。

【方证提要】心下悸，头眩，身瞤动，振振欲擗地者；腹痛，小便不利，四肢沉重疼痛，自下利者。

【适用人群】面色黄或苍白，无光泽，反应迟钝，或浮肿貌；或有肢体震颤，步态不稳，甚至无法站立；或有头晕、心悸、乏力、多汗等；或腹大如鼓，或下肢按之如泥，或乏力困重，或腹痛腹泻；脉沉细，舌胖大，苔滑；大多患有脑心肾疾病、消化系统及内分泌系统疾病，重要脏器常有功能损害。中老年人多见。

【适用病症】 以下病症符合上述人群特征者，可以考虑使用本方：

（1）以虚脱为表现的疾病，如休克、心衰、低血压、发汗过多等。

（2）以眩晕、震颤为表现的疾病，如高血压病、脑动脉硬化症、共济失调等。

（3）以浮肿、体腔积液为表现的疾病，如慢性肾病、肝硬化腹水、充血性心力衰竭等。

（4）以功能低下为特征的疾病，如甲状腺功能低下、更年期腹泻、更年期疲劳、更年期失眠等。

（5）以腹泻为表现的疾病，如更年期腹泻、溃疡性结肠炎、慢性肠炎、结核性腹膜炎、慢性阑尾炎、慢性盆腔炎等。

【加减与合方】

（1）血压不稳、心功能不全者，加红参10g，肉桂10g。

（2）汗出、失眠多梦、惊恐不安者，加肉桂10g，甘草5g，龙骨15g，牡蛎15g。

（3）肤色黄黯、畏寒者，加麻黄5g，甘草5g。

【注意事项】

（1）皮肤黯黑、黄肿，或满面红光者慎用。

（2）附子用量如达 10g 以上时，应先煎 30 分钟；如达 30g 以上时，必须先煎 60 分钟以上。

078 栀子柏皮汤

古代伤寒发黄病的专方。有清利湿热的功效，适用于以身热烦躁、目赤红肿，或分泌物多而发黄为特征的疾病。

【经典配方】栀子十五个（擘），甘草一两（炙），黄柏二两。上三味，以水四升，煮取一升半，去滓。分温再服。（《伤寒论》）

【经典方证】伤寒，身黄，发热。（261）

【推荐处方】栀子15g，甘草5g，黄柏10g。以水500mL，煮取汤液300mL，分2次温服。

【适用人群】体格壮实，面有油光，多汗易汗，身热，烦躁；或黄疸，或黄汗，或尿黄，或分泌物发黄，或皮肤瘙痒、发红、流黄水；或身体发热，或关节红肿热痛者；女性多有黄带淋漓，男性脚癣多汗；舌苔黄腻。

【适用病症】以下病症符合上述人群特征者，可以考虑使用本方：湿疹、皮炎、脓疱疮、毛囊炎、各种真菌感染、性病、疖、丹毒、急性肝炎、胆道感染、结膜炎、角膜炎、麦粒肿、睑缘炎、虹膜炎、鼻窦炎、慢性鼻炎、中耳炎、宫颈糜烂、盆腔炎、阴道炎、膀胱炎、尿路感染、类风湿性关节炎、痛风性关节炎等。

【加减与合方】

（1）皮肤瘙痒流水者，加麻黄10g，杏仁15g，薏苡仁30g，生石膏30g，连翘30g。

（2）肝病发黄或胆道感染发黄者，合大柴胡汤、茵陈蒿汤。

（3）黄带淋漓或尿频、尿急、尿痛者，合猪苓汤。

【注意事项】 本方久服，可能出现眼圈发黑，停药后可消退。

079 **栀子厚朴汤**

古代的理气除烦方。具有抗焦虑、抗抑郁的功效，适用于以烦热、胸闷、腹胀为特征的疾病。

【经典配方】栀子十四枚（擘），厚朴四两（炙，去皮），枳实四枚（水浸，炙令黄）。上三味，以水三升半，煮取一升半，去滓，分二服。温进一服，得吐者，止后服。（《伤寒论》）

【经典方证】心烦，腹满，卧起不安者。（79）

【推荐处方】山栀子15g，川朴15g，枳壳15g。以水600mL，煮取汤液300mL，分2次温服。

【方证提要】心烦、腹满者。

【适用人群】营养状况较好，眉头紧锁，烦躁不安，胸闷，失眠，腹胀满，多汗，或鼻衄，或咽痛，或小便黄短，或尿痛；咽喉充血，舌尖红，脉滑数。

【适用病症】以下病症符合上述人群特征者可以考虑使用本方：焦虑症、抑郁症、神经症、睡眠障碍、精神分裂症、老年性痴呆、围绝经期综合征、急性食道黏膜损伤、食道炎、急慢性胃炎、慢性支气管炎、支气管哮喘、胆囊炎、胆道感染等。

【加减与合方】

（1）胸闷烦躁、多汗者，加连翘30g。

（2）胸闷气喘、腹胀腹痛者，合半夏厚朴汤。

（3）上腹满痛、呕吐者，合大柴胡汤。

（4）睡眠障碍、眩晕、心悸、易惊恐者，合温胆汤。

（5）黄疸者，合茵陈蒿汤。

【注意事项】

（1）本方久服，可能致眼圈发黑或面色发青，停服后可以消退。

（2）有报道称栀子内服出现荨麻疹或粟粒样丘疹的过敏反应。

080 竹叶石膏汤

古代热病后期的调理方。有清热养阴的功效，适用于发热性疾病及羸瘦之人的长期低热、久咳、食欲不振、多汗等。

【经典配方】竹叶二把，石膏一斤，半夏半升（洗），麦门冬一升（去心），人参二两，甘草二两（炙），粳米半升。上七味，以水一斗，煮取六升，去滓，内粳米，煮米熟，汤成，去米。温服一升，日三服。（《伤寒论》）

【经典方证】伤寒解后，虚羸少气，气逆欲吐。（397）

【推荐处方】竹叶15g，生石膏30g，姜半夏10g，麦门冬30g，西洋参10g或生晒参10g，生甘草10g，粳米30g或山药30g。以水1000mL，先煮30分钟，再入粳米，煮至米熟，取汤液300mL，分2～3次温服。

【方证提要】发热，虚羸少气，气逆欲吐者。

【适用人群】消瘦，面色苍白，腹壁菲薄，脉数无力；发热或不发热，但有多汗、口渴、口舌干燥、舌苔少；食欲差，食量不大，或有干呕，大便干结，小便黄；大多是发热性疾病的后期，或是肿瘤消耗、营养不良者。

【适用病症】以下病症符合上述特征者，可以考虑使用本方：发热性疾病的恢复期低热、小儿夏季厌食低热、瘦弱体质的肺炎、瘦人反复发作的口腔溃疡、肿瘤放疗化疗后的低热口干舌燥、运动神经元病、多发性硬化症等。

【加减与合方】

（1）运动神经元疾病，合地黄20g，阿胶10g，龟板15g，牡蛎15g等。

（2）出血者，加阿胶10g，地黄30g。

（3）肿瘤后消瘦贫血者，合炙甘草汤。

【注意事项】舌淡，大便不成形者慎用。

附录一 黄煌经验方

● 01 八味解郁汤

四逆散与半夏厚朴汤的合方。心身疾病常用方，具有理气解郁的功效，适用于以四肢冷、咽喉异物感、脉弦为特征的患者。

【处方】柴胡 15g，白芍 15g，枳壳 15g，生甘草 5g，姜半夏 15g，厚朴 15g，茯苓 15g，苏梗 15g。以水 900mL，煮取汤液 300mL，分 2～5 次温服。

【适用人群】患者形体大多中等或偏瘦，脸色偏黄而缺乏正常的光泽，大多血压偏低，生性敏感，办事谨慎，平时非常关心自己的身体，怕风冷，忌口讲究，但症状甚多，易恶心呕吐，如刷牙或见秽物时，或精神压抑时，容易出现恶心，易于晕车等。易胸闷不舒，手足常冷，咽喉有异物感，易腹胀腹痛，矢气后方觉舒适。小腿容易抽筋，大便干稀不定，或头痛，或身痛无定处。女性有乳腺小叶增生或经前乳胀、痛经等。舌质淡润，舌体胖大而有齿痕，舌苔白而不厚。易失眠、焦虑、多疑、恐惧、易惊、忧虑、抑郁、疼痛等，症状多随情绪的影响。

【适用病症】胃神经症、心脏神经症、神经性呕吐、神经性尿频、神经性皮炎、肠易激综合征、心因性勃起功能障碍、围绝经期综合征、癔症、癫痫、抑郁症、震颤麻痹、血管神经性头痛、痛经、慢性尿路感染、咽喉炎、扁桃体炎、食管炎、喉源性咳嗽、急慢性支气管炎、急慢性胆囊炎、胆结石、急慢性胃肠炎、胃下垂、功能性消化不良、肋间神经痛、肋软骨炎、泌尿道结石等。

【注意事项】

（1）使用本方多需配合心理疏导。

（2）采用隔三差五的服用方法，症状严重者，可让患者自己煎煮药物，并每日服用4次。

● 02 八味除烦汤

半夏厚朴汤与栀子厚朴汤的加味方，心身疾病常用方。具有清热除烦的功效，适用于以胸闷、烦躁、腹胀为特征的患者。

【处方】山栀子15g，黄芩10g，连翘15g，枳壳15g，姜半夏15g，茯苓15g，厚朴15g，苏梗15g。

【煎服法】以水900mL，煮取汤液300mL，分2～5次温服。

【适用人群】患者多面容滋润，唇舌多红。主诉以失眠、胸闷、腹胀为多，易急躁、焦虑、多疑多虑、易惊恐等；易烘热汗出，常有夜汗；易恶心呕吐，易心慌心悸，易头胀痛，易咽喉肿痛，易小便涩痛，或有鼻衄；女性可有痛经等。舌苔多黏腻，脉多滑数。

【适用病症】围绝经期综合征、焦虑症、抑郁症、强迫症、血管神经性头痛、痛经、痤疮、咽喉炎、扁桃体炎、食管炎、急慢性胃肠炎、喉源性咳嗽、急慢性支气管炎、支气管哮喘、舌痛症、小儿厌食、小儿过敏性紫癜等。

【注意事项】

（1）使用本方时，多需配合心理疏导。

（2）山栀子、黄连等含有天然色素，多服后可导致眼圈发黑，停药后即可好转。

● 03 八味活血汤

四逆散的加味方，血府逐瘀汤的减味方，心身疾病的常用方。具有理气活血的功效，适用于面色发青、胸痛、头痛、四肢冷、舌黯为特征的患者。

【处方】柴胡 15g，白芍或赤芍 15g，枳壳 15g，生甘草

5g，当归15g，川芎15g，桃仁15g，红花10g。

【煎服法】以水900mL，煮取汤液300mL，分2～3次温服。

【适用人群】患者面色发青或发黯，肌肉坚紧，常胸闷不适；易患顽固性、痉挛性疼痛，特别是胸痛，或头痛，或腹胀痛，或腰痛等；女性患者常有经前乳房胀痛，两肋下按压疼痛感，痛经，黄褐斑等。患者常有睡眠障碍，常失眠，容易激动，情绪不稳定，大便多干结，皮肤干燥或起鳞屑，唇色黯红，舌质黯紫等。患者大多病程较长，使用常规方法无效而无憔悴萎靡之态。

【适用病症】血管神经性头痛、高血压性头痛、脑动脉硬化性头痛、外伤性头痛、脑震荡后遗症头痛、偏头痛、癫痫、冠心病、心绞痛、肺心病、胸膜炎、肋软骨炎、胸部外伤、肋间神经痛、胃神经症、胃溃疡、肠痉挛、粘连性肠梗阻、顽固性呃逆、磨牙、神经性呕吐、顽固性失眠、神经症、慢性肝炎、肝硬化、脾肿大、脑梗塞、皮肤病、动脉炎、静脉炎、眼底出血、视网膜静脉周围炎、视网膜静脉血栓形成等。

【注意事项】体质虚弱、腹泻者当慎用。若错用本方，则会出现疲劳乏力感。

● 04 八味通阳汤

五苓散与半夏厚朴汤的合方，消化道疾病及代谢性疾病的常用方。具有通阳理气的功效，适用于腹泻腹胀、分泌物多、小便少、浮肿、咽喉痰多的患者。

【处方】白术 15g，茯苓 15g，猪苓 15g，泽泻 15g，桂枝 15g，厚朴 15g，苏梗 15g，姜半夏 15g。

【煎服法】以水 900mL，煮取汤液 300mL，分 2～3 次温服。

【适用病症】胃肠型感冒、肠炎、湿疹、皮炎、脂肪肝、痛风、眩晕等病，症见浮肿貌、皮肤湿润多汗、大便不成形、腹胀、恶心呕吐、咽喉有异物感或痰多者。

【加减与合方】

（1）口水多、腹泻者，加干姜 10g。

（2）下肢浮肿者，加怀牛膝 15g，防己 30g。

（3）湿疹皮炎者，加生苡仁 30g。

● 05 四味健步汤

血管保护修复剂，适用于下肢周围血管疾病以及血栓性疾病。

【处方】赤芍 30g，石斛 30g，怀牛膝 30g，丹参 20g。

【煎服法】以水 1100mL，煮取汤液 300mL，分 2～3 次温服。

【适用病症】糖尿病足、糖尿病肾病、下肢静脉血栓、下肢骨折等引起的腰痛无力、下肢疼痛、麻木、抽筋、浮肿等。

【加减与合方】

（1）形体消瘦、脚抽筋、大便干结者，合芍药甘草汤。

（2）形体肥胖、腹软、四肢麻木、多汗而浮肿者，合黄芪桂枝五物汤。

（3）下肢皮肤干燥如蛇皮、血栓形成者，合桂枝茯苓丸。

【注意事项】本方为活血化瘀方，主治以腰部及下肢疼痛为特征的瘀血性疾病。无瘀血者慎用。

● 06 止痉散

止痉止痛剂，适用于各种抽动类疾病。

【处方】姜半夏：天麻：蜈蚣：全蝎 =2：2：1：1。

【煎服法】打粉，装胶囊，每次 3g，每日 2 次。

【适用病症】癫痫、面肌痉挛、小儿脑瘫、小儿多动症、脑胶质细胞瘤等以抽动为特征的疾病。

【加减与合方】

（1）癫痫、脑胶质细胞瘤者，合柴胡加龙骨牡蛎汤。

（2）面肌痉挛者，合温胆汤、柴胡加龙骨牡蛎汤。

（3）小儿多动症、脑瘫者，合温胆汤。

【注意事项】 蜈蚣、全蝎为虫类药，可能引起过敏反应。若引起过敏反应，应停药观察。

● 07 更年方

桂枝加龙骨牡蛎汤的加味方，围绝经期调理方。具有温阳安神的功效，适用于围绝经期女性的多汗、关节痛、失眠等。

【处方】 制附子 10g，桂枝 15g，白芍 15g，炙甘草 5g，龙骨 15g，牡蛎 15g，仙灵脾 15g，巴戟天 15g，生姜 15g，红枣 20g。

【煎服法】 以水 1200mL，先煎附子 30 分钟，再入他药，煮取汤液 300mL，分 2～3 次温服。

【适用病症】 围绝经期综合征、月经稀少或闭经等见面色黄黯、精神萎靡、易疲倦、关节冷痛、心慌、多汗、睡眠障碍、脉沉者。

【加减与合方】

（1）头晕、浮肿者，合真武汤。

（2）月经不调、面目及下肢浮肿、便秘者，合当归芍药散。

（3）面黄、浮肿、恶寒、无汗、易疲倦者，合麻黄附子甘草汤。

【注意事项】满面红光、脉浮滑者慎用。

● 08 生血汤

芍药甘草汤与二至丸的加味方，血液病用方。具有养血止血的功效，适用于全血减少者。

【处方】白芍 15g，甘草 5g，女贞子 15g，墨旱莲 15g，枸杞子 15g，山药 15g，阿胶 10g，生地 15g，麦冬 20g。

【煎服法】以水 1000mL，煮取汤液 300mL，化入阿胶，分 2～3 次温服。

【适用病症】贫血以及肿瘤放化疗后的红细胞、白细胞、血小板降低者。也可以用于须发早白、干枯、脱发等。

【注意事项】如腹胀、舌苔厚，去阿胶、生地、麦冬。

● 09 退热汤

小柴胡汤的加减方，辛凉退热发汗方。适用于上呼吸道感染、汗出而热不退者。

【**处方**】柴胡 40g，黄芩 15g，生甘草 10g，连翘 50g。

【**煎服法**】以水 1100mL，煮取汤液约 500mL，每次服 100～150mL，每 2～3 小时服 1 次。儿童减半。

【**适用病症**】病毒性感冒的持续性发热、汗出而不畅、面红身热，或咽喉痛，或咳嗽，或头痛者。

【**注意事项**】如汗出热退时，即可停服。如服药 3 次，仍然不得大汗，则要改方。

● 10 桂苓加大黄牛膝方

桂枝茯苓丸加味方。具有活血化瘀的功效，适用于烦躁不安、身体下部瘀血者。

【**处方**】桂枝 15g，茯苓 15g，赤芍 15g，丹皮 15g，桃仁 15g，怀牛膝 30g，制大黄 10g。

【**煎服法**】以水 1100mL，煮取汤液 300mL，分 2～3 次

温服。

【适用人群】见桂枝茯苓丸条。

【适用病症】子宫内膜增殖症、子宫腺肌病、痛经、闭经、多囊卵巢综合征、经期过长、盆腔炎、便秘、肛裂、痔疮、前列腺增生、眼睑板腺囊肿、痤疮、牙痛、牙龈出血、肾功能不全等。

● 11 柴归汤

小柴胡汤与当归芍药散的合方。具有调气血、祛风湿寒热的功效，是免疫调节剂，适用于自身免疫性疾病以及体质调理。

【处方】柴胡 15g，黄芩 5g，姜半夏 10g，党参 10g，生甘草 5g，当归 10g，川芎 15g，白芍 30g，白术 15g，茯苓 15g，泽泻 15g，干姜 10g，红枣 20g。

【煎服法】以水 1200mL，煮取汤液约 300mL，每次服 150mL，每剂服 1～2 天。

【适用人群】中年女性多见，其人多见脸色黄、明显疲劳感、情绪低落或抑郁，怕冷怕风，身痒痛，面部或两下肢轻微浮肿，月经量少或闭经，性欲减退。

【适用病症】桥本病、自身免疫性肝病、类风湿关节炎、风湿性多肌痛、慢性荨麻疹、免疫性不孕、红斑狼疮、黄褐斑、湿疹等。

【注意事项】

（1）有过敏现象，或头痛、肢体麻木及疼痛者，加荆芥15g，防风15g。

（2）如出现发热时，则是好现象，可以继续服用，不必急于用抗生素或退热剂；也可以加大服用量，让其自然退热。

（3）此方可以采用一剂服两天或者隔日服用的方法，一般服用2~3月。

● 12 半张防风通圣散

防风通圣散的加减方。具有清热散风的功效，适用于顽固性皮肤瘙痒性疾病。

【处方】生麻黄10g，生石膏30g，制大黄10g，生甘草5g，荆芥15g，防风15g，连翘30g，薄荷10g，杏仁15g，桔梗10g。

【煎服法】以水1200mL，煮取汤液约300mL，每次服150mL，每天分2~3次服完，以餐后服用为好。如儿童当减为1/3量，或每次仅服用30~50mL。

【适用病症】异位性皮炎、荨麻疹、日光性皮炎、接触性皮炎、湿疹等过敏性皮肤疾病。

【注意事项】本方不宜空腹服用；如果药后腹泻，可减轻大黄用量。

● 13 葛根芩连加大黄肉桂方

葛根芩连汤加味方。具有清热升清通阳的功效，适用于头昏疲劳、心烦、腹泻、血糖异常者。

【处方】葛根40g，黄连5～15g，黄芩15g，生甘草10g，制大黄10g，肉桂10g。

【煎服法】以水900mL，煮取汤液300mL，分2～3次温服。

【适用人群】体格壮实、面红黑、腹泻或大便不成形、口苦口干者。

【适用病症】糖尿病、心率异常、颈椎病、高血压病、脂肪肝、高黏血症等。

【注意事项】

（1）腹泻者，大黄可适当减少用量。

（2）黄连的用量可根据血糖高低做相应调整。

● 14 大黄甘草解毒汤

黄连解毒汤与大黄甘草汤的合方。具有清热解毒的功效，适用于黏膜红肿糜烂、脉滑数者。

【处方】黄连5g，黄芩15g，黄柏10g，栀子15g，大黄10g，生甘草20g。

【煎服法】以水750mL，煮取汤液300mL，分2－3次温服。

【适用人群】体格壮实、面红油亮、口苦口干口臭、怕热汗多、心烦、脉滑、唇红舌红者。

【适用病症】口腔扁平苔藓、良性黏膜类天疱疮、白塞病、复发性口腔溃疡、牙周炎、牙龈炎、糖尿病、肛肠病等。

【注意事项】本方极苦，中病即止。

附录二　经方汤液煎煮法

经方最常用的剂型是汤液，也称为汤剂。汤剂的特点是便于吸收，取效快。急性病和发热性疾病，一般宜用汤剂。

汤剂煎煮的容器：最好用砂锅、砂壶或搪瓷锅（陶土瓶），煎煮前用凉水浸泡药材约20分钟，使水溶性成分析出至汤水中，同时能增加汤药的浓度。冬天可以用20℃~30℃的温水浸泡，但不宜用开水浸泡，以免使某些植物细胞中的蛋白质受热凝固，或是部分高分子物质形成胶体，不利于有效成分析出。药材浸泡后，再以水浸过药材面2~3cm为佳；或用手轻轻摁住药材，水面刚好漫过手背。煎药的水量应一次加足，不要中间加水，更不能把药煎干了再加水重煎。

煎煮方法：文火煎煮，沸腾后30~40分钟为宜。目前常用的有两种煎煮方法：第一种是古典的煎法，即只煎煮1次，加水后小火煮沸，然后再煎煮30~40分钟，滤出药液，分2~3次服用。这种煎煮法适合于治疗急性病和重病的药方，如桂枝汤、麻黄汤、大柴胡汤、大承气汤、理中汤等。第二种是后世的煎法，即煎煮2次。先煎30~40分钟，滤出药液后，加水再煎15分钟左右，滤出药液，把两次的药汁混合均匀，分2~3次服用。这种煎煮法适合于一些滋补性的药方，如炙甘草汤、温经汤等。

服用法：急性病宜空腹服，慢性病宜在两餐之间服；实证宜饭前服，虚证宜饭后服；泻下药宜饭前服，发汗药饭后服。急性病每日3次以上，慢性病每日2次，也有一次或隔日或隔周服用的。

附录三　经方用量原则及折算法

经方的用量十分复杂，难以统一。其基本原则是：急性病及重症量宜大，慢性病量宜小；体质强健者量宜大，体弱者量宜小。此外，应重视经方的相对剂量，也就是药量的比例，而不拘泥于绝对剂量。

经方用量折算法如下：

重量：汉代六铢为一分，四分为一两，十六两为一斤。但在汉代重量折合公制的折算标准上，各位学者的认识悬殊较大。全国高等中医药院校规划教材主张以一两等于3g标准换算，而近现代学者中，有一两等于8g，13.67464g，13.92g，14.1666g，15.625g等考证结论。根据师徒相授的用药习惯，本人常按一两等于5g的标准进行换算。

容量：汉代十合为一升，十升为一斗。一升约等于公制的200mL。本人常按一升等于100mL的标准换算。

实物称重（干品）：大附子1枚为20～30g，半夏1枚约2g，枳实1枚约2g，枳壳1枚约30g，栀子1枚约1g，肥栀子1枚约2g，杏仁3枚约1g，栝楼实1枚约50g，桃仁3枚约1g，大枣1枚约2g，石膏鸡子大约50g。

特殊量具：1方寸匕，草木药粉末约为1g，矿物药粉末约为2g。

附录四 常见疾病用方经验提示

● 01 精神神经系统疾病

抑郁症： 柴胡加龙骨牡蛎汤、小柴胡汤、大柴胡汤、四逆散、半夏厚朴汤、桃核承气汤、麻黄附子细辛汤、甘麦大枣汤、酸枣仁汤。

焦虑症： 温胆汤、半夏厚朴汤、甘麦大枣汤、酸枣仁汤。

创伤后应激障碍： 温胆汤、柴胡加龙骨牡蛎汤、甘麦大枣汤、酸枣仁汤。

神经症： 半夏厚朴汤、温胆汤、八味除烦汤、八味解郁汤、四逆散、甘麦大枣汤、酸枣仁汤。

失眠症： 柴胡加龙骨牡蛎汤、四逆散、血府逐瘀汤、桂枝茯苓丸、桂枝加葛根汤、桂枝加龙骨牡蛎汤、温胆汤、黄连汤、黄连阿胶汤、泻心汤、真武汤、麻黄附子细辛汤。

精神分裂症： 温胆汤、柴胡加龙骨牡蛎汤、桃核承气汤。

脑出血、蛛网膜下腔出血： 泻心汤、黄连解毒汤、大柴胡汤。

脑血栓： 桂枝茯苓丸、桃核承气汤、下瘀血汤、柴胡加龙骨牡蛎汤、血府逐瘀汤、葛根汤、黄芪桂枝五物汤。

脑损伤：柴胡加龙骨牡蛎汤、泻心汤。

多发性硬化：竹叶石膏汤、芍药甘草汤、麦门冬汤、柴胡加龙骨牡蛎汤。

癫痫：柴胡加龙骨牡蛎汤、桂枝加龙骨牡蛎汤、风引汤、小建中汤、温胆汤、止痉散。

帕金森病：柴胡加龙骨牡蛎汤、麻黄附子细辛汤、真武汤、温胆汤。

老年性痴呆：柴胡加龙骨牡蛎汤、薯蓣丸。

醉酒：五苓散、黄连汤、葛根汤、麻黄汤。

神经痛：芍药甘草汤、四逆散、血府逐瘀汤、麻黄附子细辛汤、大黄附子汤、黄芪建中汤、桂枝加附子汤、当归四逆汤、真武汤、大柴胡汤、荆芥连翘汤。

面神经麻痹：葛根汤、小柴胡汤、麻黄附子细辛汤、黄芪桂枝五物汤、桂枝加葛根汤。

肌萎缩：炙甘草汤、薯蓣丸、白虎汤、竹叶石膏汤。

头痛：麻黄附子细辛汤、大柴胡汤、小柴胡汤、四逆散、荆芥连翘汤、泻心汤、柴胡加龙骨牡蛎汤、温胆汤、半夏厚朴汤、酸枣仁汤、白虎汤、五苓散、大承气汤、桃核承气汤、吴茱萸汤。

眩晕：温胆汤、五苓散、当归芍药散、大柴胡汤、苓桂术甘汤。

● 02 内分泌代谢病

糖尿病：白虎加人参汤、葛根芩连汤、黄连汤、桂枝汤、肾气丸、乌梅丸、黄芪桂枝五物汤、桂枝茯苓丸、四味健步汤。

高黏血症：桂枝茯苓丸、泻心汤、大柴胡汤。

高脂血症：大柴胡汤、桂枝茯苓丸、五苓散。

痛风：五苓散、大黄附子汤、桂枝茯苓丸、栀子柏皮汤、黄连解毒汤、桂枝芍药知母汤、白术附子汤、防己黄芪汤、越婢加术汤。

特发性水肿：防己黄芪汤、五苓散、越婢加术汤。

单纯性肥胖：五苓散、越婢加术汤、五积散、防己黄芪汤、防风通圣散、大柴胡汤、温胆汤。

消瘦：小建中汤、炙甘草汤、竹叶石膏汤、薯蓣丸。

甲状腺机能减退：真武汤、小建中汤、小柴胡汤、当归芍药散。

甲状腺机能亢进：白虎汤、小柴胡汤、柴胡加龙骨牡蛎汤。

● 03 肿瘤

肿瘤体质调理：小柴胡汤、五苓散、四逆散、半夏厚朴汤、当归芍药散、桂枝汤、小建中汤、薯蓣丸。

肿瘤化疗后腹泻： 五苓散、附子理中汤。

肿瘤消瘦： 炙甘草汤、薯蓣丸。

肿瘤贫血： 炙甘草汤、薯蓣丸、生血汤。

肿瘤剧痛： 大黄附子汤、附子泻心汤、大承气汤、麻黄附子细辛汤、柴胡加龙骨牡蛎汤。

肿瘤术后食欲不振： 桂枝汤、麦门冬汤、薯蓣丸。

放射性肠炎膀胱炎： 猪苓汤。

乳腺癌服用雌激素抑制剂后： 五苓散。

● 04 感冒

普通发热： 小柴胡汤、葛根汤。

病毒性感冒： 退热汤、大青龙汤。

汗出热不退： 大柴胡汤、白虎汤、桂枝加附子汤、真武汤。

疲劳感明显： 麻黄附子细辛汤。

● 05 呼吸系统疾病

支气管炎： 小柴胡汤、半夏厚朴汤、麻黄杏仁石膏甘草汤、小陷胸汤、小青龙汤、四逆散。

支气管哮喘： 大柴胡汤、小柴胡汤、半夏厚朴汤、桂枝茯苓丸、排脓散、芍药甘草汤、四逆散、小陷胸汤、栀子厚朴汤。

肺炎：麻黄杏仁石膏甘草汤、大柴胡汤、小柴胡汤、栀子厚朴汤、小青龙汤。

肺部感染：大柴胡汤、栀子厚朴汤、小陷胸汤。

肺结核：小柴胡汤、柴胡桂枝干姜汤、柴胡加龙骨牡蛎汤。

慢性阻塞性肺病：桂枝茯苓丸、肾气丸、大柴胡汤、小陷胸汤、排脓散、小青龙汤。

支气管扩张出血：泻心汤、黄连解毒汤。

● 06 消化系统疾病

慢性胃炎、胃溃疡：半夏泻心汤、甘草泻心汤、黄连汤、四逆散、半夏厚朴汤、小建中汤、黄芪建中汤、大柴胡汤、小柴胡汤、泻心汤、附子泻心汤、理中汤、附子理中汤、温经汤。

胃下垂：苓桂术甘汤、真武汤、枳术汤、四逆散。

上消化道出血：泻心汤、附子理中汤、附子泻心汤。

肠道易激综合征：四逆散、半夏厚朴汤、柴胡加龙骨牡蛎汤、柴胡桂枝干姜汤、大柴胡汤、栀子厚朴汤、乌梅丸。

溃疡性结肠炎、克罗恩病：乌梅丸、黄连汤、甘草泻心汤。

肠梗阻：大承气汤、小建中汤。

脂肪肝：五苓散、桂枝茯苓丸、大柴胡汤、附子理中汤。

肝炎：小建中汤、芍药甘草汤、小柴胡汤、当归芍药散、五苓散、真武汤、茵陈蒿汤。

胰腺炎：大柴胡汤。

胆囊炎、胆结石：大柴胡汤、四逆散、茵陈蒿汤、柴胡桂枝干姜汤、柴胡桂枝汤。

黄疸：茵陈蒿汤、茵陈四逆汤、茵陈五苓散、芍药甘草汤、小建中汤、五苓散、小柴胡汤、当归芍药散。

呕吐：半夏厚朴汤、温胆汤、半夏泻心汤、小柴胡汤、黄连汤、吴茱萸汤、苓桂术甘汤。

便秘：大承气汤、桃核承气汤、调胃承气汤、芍药甘草汤、小建中汤、桂枝茯苓丸、当归芍药散、防风通圣散、小柴胡汤、柴胡加龙骨牡蛎汤。

腹泻：五苓散、理中汤、附子理中汤、四逆汤、葛根芩连汤、大柴胡汤、小柴胡汤、黄连汤、甘草泻心汤、乌梅丸、四逆散、半夏厚朴汤。

● 07 循环系统疾病

心脏病：桂枝茯苓丸、桂枝加龙骨牡蛎汤、黄芪桂枝五物汤、黄连汤、附子理中汤、茯苓桂枝白术甘草汤、茯苓桂枝五味甘草汤。

心律不齐：桂枝加龙骨牡蛎汤、柴胡加龙骨牡蛎汤、柴胡桂枝干姜汤、温胆汤、酸枣仁汤、黄连阿胶汤。

心力衰竭：四逆汤、真武汤、桂枝茯苓丸、桂枝加龙骨牡蛎汤、生脉散、茯苓桂枝五味甘草汤、枳术汤。

高血压：大柴胡汤、黄连解毒汤、泻心汤、温胆汤、真武汤、黄芪桂枝五物汤、柴胡加龙骨牡蛎汤、桂枝加葛根汤。

脑梗死：葛根汤、桂枝茯苓丸、柴胡加龙骨牡蛎汤、麻黄汤、黄连解毒汤、泻心汤、血府逐瘀汤。

● 08 血液病

血小板减少性紫癜：黄连阿胶汤、黄连解毒汤、泻心汤、白虎汤、犀角地黄汤。

血小板增多症：大黄䗪虫丸、桂枝茯苓丸。

贫血：薯蓣丸、生血汤、当归芍药散、玉屏风散、黄芪建中汤、炙甘草汤。

多发性骨髓瘤：黄芪桂枝五物汤、玉屏风散、真武汤。

慢性淋巴细胞性白血病：柴苓汤。

血友病：黄连解毒汤、白虎汤、泻心汤。

● 09 泌尿系统疾病

肾病：麻黄连翘赤小豆汤、越婢加术汤、黄芪桂枝五物汤、桂枝茯苓丸、四味健步汤、肾气丸、真武汤。

肾功能不全：桃核承气汤、桂枝茯苓丸、黄芪桂枝五物汤、真武汤、济生肾气丸。

膀胱炎：猪苓汤、四逆散、栀子柏皮汤。

神经性尿频：四逆散、半夏厚朴汤。

尿失禁：甘姜苓术汤、葛根汤、麻黄杏仁石膏甘草汤。

尿道结石：四逆散、猪苓汤、麻黄附子细辛汤、大柴胡汤。

● 10 自身免疫性疾病

红斑狼疮：荆芥连翘汤、小柴胡汤。

桥本甲状腺炎：小柴胡汤、当归芍药散。

干燥综合征：柴苓汤。

雷诺病：当归四逆汤、柴归汤。

● 11 骨关节病

颈椎病：葛根汤、桂枝加葛根汤、黄芪桂枝五物汤、柴胡桂枝汤。

腰腿痛：芍药甘草汤、桂枝茯苓丸、桃核承气汤、下瘀血汤、黄芪桂枝五物汤、四味健步汤、麻黄附子细辛汤、甘姜苓术汤、肾气丸、真武汤。

肩周炎：桃核承气汤、桂枝茯苓丸、柴胡桂枝汤、大柴胡汤。

膝关节痛：麻黄加术汤、越婢加术汤、防己黄芪汤、桂枝茯苓丸。

● 12 外科疾病

阑尾炎：大黄牡丹皮汤、薏苡附子败酱散、桃核承气汤。

急性乳腺炎：大柴胡汤、小陷胸汤。

下肢静脉血栓：桂枝茯苓丸、四味健步汤。

下肢静脉曲张：桂枝茯苓丸。

皮肤溃疡：桂枝汤、黄芪建中汤。

● 13 男科疾病

阳痿早泄：桂枝加龙骨牡蛎汤、柴胡加龙骨牡蛎汤、黄连汤、桂枝茯苓丸、五苓散、肾气丸。

男子不育：桂枝加龙骨牡蛎汤、肾气丸。

前列腺炎：猪苓汤、栀子柏皮汤、黄连解毒汤、柴胡加龙骨牡蛎汤。

睾丸炎：桃核承气汤、桂枝茯苓丸、大黄附子汤。

● 14 妇科疾病

多囊卵巢综合征：葛根汤、桂枝茯苓丸、桃核承气汤、当归芍药散、附子泻心汤、防风通圣散、五积散。

卵巢早衰：温经汤、黄连阿胶汤、下瘀血汤、大黄䗪虫丸。

不孕症：温经汤、当归芍药散、桂枝茯苓丸、小柴胡汤、五积散、防风通圣散、荆芥连翘汤。

先兆流产：黄连阿胶汤、黄芩汤、胶艾汤、当归散。

妊娠高血压：当归芍药散。

产后抑郁：小柴胡汤、温胆汤。

恶露不尽：桂枝茯苓丸、下瘀血汤、胶艾汤。

经前紧张综合征：四逆散、血府逐瘀汤、桃核承气汤、五苓散、桂枝茯苓丸等。

痛经：八味除烦汤、温经汤、葛根汤、芍药甘草汤、桂枝茯苓丸、黄芩汤、当归四逆汤。

月经过多：黄连解毒汤、黄连阿胶汤、泻心汤、荆芥连翘汤、柴归汤、真武汤、胶艾汤、白虎汤、犀角地黄汤。

月经过少：温经汤、柴归汤、桂枝茯苓丸。

围绝经期综合征：温经汤、桂枝加龙骨牡蛎汤、真武汤、柴胡加龙骨牡蛎汤、半夏厚朴汤、八味除烦汤、更年方。

女性性功能不良：柴归汤、甘姜苓术汤、温经汤、葛根汤。

● 15　肛肠病

痔疮： 桃核承气汤、桂枝茯苓丸、泻心汤。

肛瘘： 黄连解毒汤、麻黄杏仁石膏甘草汤、当归芍药散。

肛周脓肿： 桃核承气汤、大黄牡丹皮汤、薏苡附子败酱散。

脱肛： 当归芍药散、甘姜苓术汤、枳术汤、补中益气汤、桂枝茯苓丸。

习惯性便秘： 芍药甘草汤、黄芩汤、桂枝茯苓丸、四味健步汤。

● 16　皮肤病

过敏性紫癜： 小建中汤、小柴胡汤、荆芥连翘汤、八味除烦汤、半夏厚朴汤。

银屑病： 桂枝茯苓丸、白虎汤、犀角地黄汤、黄连解毒汤、柴胡加龙骨牡蛎汤、麻黄杏仁石膏甘草汤、防风通圣散。

湿疹皮炎： 半夏厚朴汤、越婢加术汤、五苓散、大柴胡汤、小柴胡汤、半张防风通圣散、荆芥连翘汤、麻黄连翘赤小豆汤、白虎汤。

毛囊炎： 荆芥连翘汤、防风通圣散、黄连解毒汤、葛根汤。

荨麻疹： 防风通圣散、桂枝麻黄各半汤、桂枝汤、小柴胡汤。

脱发： 泻心汤、桂枝茯苓丸、桃核承气汤、薯蓣丸、柴胡加龙骨牡蛎汤、五苓散、柴归汤。

冻疮： 当归四逆汤。

痤疮： 桂枝茯苓丸、葛根汤、荆芥连翘汤、防风通圣散、柴胡加龙骨牡蛎汤、麻黄杏仁石膏甘草汤、温经汤、五积散。

类天疱疮： 黄连解毒汤、大黄甘草解毒汤、甘草泻心汤。

● 17 儿科病

小儿咳喘： 小柴胡汤、桂枝汤、桂枝加厚朴杏子汤、半夏厚朴汤、小青龙汤。

小儿发热： 小柴胡汤、白虎汤、葛根汤、麻黄附子细辛汤、真武汤、竹叶石膏汤。

小儿肺炎： 麻黄杏仁石膏甘草汤、小柴胡汤、栀子厚朴汤。

小儿消化不良： 保和丸、半夏厚朴汤。

小儿厌食： 半夏厚朴汤、小建中汤。

小儿腹泻： 理中汤、附子理中汤、四逆汤、五苓散、小柴胡汤、半夏厚朴汤、葛根芩连汤。

小儿失眠： 温胆汤、桂枝加龙骨牡蛎汤、柴胡加龙骨牡蛎汤、小建中汤。

小儿便秘： 芍药甘草汤、小建中汤。

小儿多动症：桂枝加龙骨牡蛎汤、风引汤、温胆汤、半夏厚朴汤、柴胡加龙骨牡蛎汤。

小儿发育不良：小建中汤、桂枝加龙骨牡蛎汤、柴胡加龙骨牡蛎汤。

● 18 耳鼻喉科疾病

虹膜炎：小柴胡汤、甘草泻心汤、荆芥连翘汤、麻黄杏仁石膏甘草汤。

青光眼：大柴胡汤、五苓散。

畏光：五苓散、当归芍药散、苓桂术甘汤。

视物模糊：桂枝加葛根汤、桂枝茯苓丸、黄芪桂枝五物汤、肾气丸。

霰粒肿：麻黄杏仁石膏甘草汤、桂枝茯苓丸、防风通圣散。

翼状胬肉：桃核承气汤、桂枝茯苓丸。

鼻炎、鼻窦炎：葛根汤、小青龙汤、麻黄附子细辛汤、玉屏风散、麻黄杏仁石膏甘草汤、桂枝汤、桂枝加附子汤、半夏厚朴汤、荆芥连翘汤、防风通圣散、小柴胡汤。

鼻衄：泻心汤。

突发性耳聋：葛根汤、麻黄附子细辛汤、桂枝加葛根汤。

中耳炎：荆芥连翘汤、小柴胡汤、栀子柏皮汤。

急性咽炎：小柴胡汤、桔梗汤。

失音：麻黄附子细辛汤、桔梗汤、小青龙汤、麻黄杏仁石膏甘草汤、半夏厚朴汤。

● 19 口腔黏膜病

口腔扁平苔藓：大黄甘草解毒汤、甘草泻心汤、五苓散、炙甘草汤

复发性口腔溃疡：甘草泻心汤、炙甘草汤

白塞病：甘草泻心汤、黄连解毒汤

手足口病：甘草泻心汤、小柴胡汤

舌痛症：半夏厚朴汤、栀子厚朴汤、麻黄附子细辛汤、柴胡加龙骨牡蛎汤

牙周炎：桂枝茯苓丸、附子理中汤、泻心汤

牙痛：麻黄附子细辛汤、桂枝茯苓丸、桃核承气汤

口腔癌：炙甘草汤